TRAITEMENT CHIRURGICAL

DU

CANCER DE L'ESTOMAC

(GASTRECTOMIE, GASTRO-ENTÉROSTOMIE, OPÉRATIONS DIVERSES)

PAR

Le Docteur Aimé GUINARD

ANCIEN INTERNE, LAURÉAT DES HOPITAUX

ET CHEF DE CLINIQUE CHIRURGICALE DE LA FACULTÉ DE MÉDECINE DE PARIS

PARIS

ASSELIN ET HOUZEAU

LIBRAIRES DE LA FACULTÉ DE MÉDECINE

Place de l'École-de-Médecine

1892

TRAITEMENT CHIRURGICAL

DU

CANCER DE L'ESTOMAC

161-91. — Corbeil. Imprimerie Chété.

TRAITEMENT CHIRURGICAL

DU

CANCER DE L'ESTOMAC

(GASTRECTOMIE, GASTRO-ENTÉROSTOMIE, OPÉRATIONS DIVERSES)

PAR

Le Docteur Aimé GUINARD

ANCIEN INTERNE, LAURÉAT DES HOPITAUX
ET CHEF DE CLINIQUE CHIRURGICALE DE LA FACULTÉ DE MÉDECINE DE PARIS

PARIS

ASSELIN ET HOUZEAU

LIBRAIRES DE LA FACULTÉ DE MÉDECINE

Place de l'École-de-Médecine

—

1892

TRAITEMENT CHIRURGICAL

DU

CANCER DE L'ESTOMAC

Au cours d'un récent voyage en Autriche et dans la Suisse allemande, j'ai été frappé de l'acharnement avec lequel les chirurgiens poursuivent le cancer de l'estomac, dont le traitement était depuis si longtemps du domaine exclusif de la médecine. Cette question, on peut le dire, est à l'ordre du jour ; la pratique de Billroth, en particulier, s'étend déjà à un nombre considérable de cas, et chacun veut suivre les traces du maître. Ses assistants, Salzer (nommé depuis lors professeur d'université) et Eiselsberg, font de grands efforts pour perfectionner les procédés opératoires : ils expérimentent journellement sur des chiens, font des ablations de l'estomac, des pylorectomies, des gastro-duodénostomies, des gastro-entérostomies. Dans le même hôpital, à la clinique chirurgicale voisine, le professeur Albert a la même préoccupation dominante.

Dans le beau musée anatomo-pathologique de Billroth, dont Eiselsberg m'a fait les honneurs avec un empressement, une bonne grâce et une compétence remarquables, j'ai examiné un nombre considérable de pièces préparées, provenant d'opérés du même genre. Dans tous ces services on peut être sûr, même en arrivant à l'improviste, de trouver des malades atteints de cancer à l'estomac et qui seront opérés bientôt. D'autres sont opérés depuis peu : un autre va subir l'intervention chirurgicale le jour même ou le lendemain. Et, je le répète, il n'en est pas ainsi seulement chez Billroth, qui est le protagoniste de l'action chirurgicale sur l'estomac dégénéré : on peut en dire autant des services voisins ; on peut en dire autant, m'affirme-t-on, de la plupart des services d'Allemagne. Et, pour rester dans la description de ce que j'ai vu, il est certain qu'à Zurich, le traitement chirurgical du cancer de l'estomac est aussi la préoccupation dominante du moment. J'ai examiné, dans le service de Kronlein, un malade opéré depuis quinze jours et j'aurai l'occasion d'en reparler, ainsi que de cinq autres de ses opérés de gastrectomie. En nous rapprochant de Paris, je rappellerai les noms de Roux (de Lausanne) et de Courvoisier (de Bâle), dont j'aurai aussi à relater les observations. Mais faisons un pas de plus, à l'ouest, et, sous notre méridien, interrogeons les chirurgiens les plus hardis ; nous verrons que la pratique est toute différente. Il est impossible de ne pas être frappé par ce contraste, quand on revient de l'étranger.

C'est ainsi que j'ai été amené à rechercher en France tout ce qui a été dit et fait en chirurgie sur ce sujet. On verra, par la suite de ce mémoire, que la comparaison entre la pratique étrangère et celle des chirurgiens français prête à des considérations extrêmement intéressantes. Je suivrai dans ce travail l'ordre dans lequel il s'est présenté à mon esprit. Je dirai d'abord ce que j'ai vu à l'étranger et ce que j'ai trouvé dans les recueils spéciaux sur ce sujet. Je donnerai ensuite le résultat de mon enquête approfondie sur l'état actuel de la pratique chirurgicale française en présence d'un cancer de l'estomac. Puis, dans une troisième partie, je comparerai les deux écoles à ce point de vue, et je tâcherai de poser les conclusions pratiques qui doivent ressortir de cette étude.

PREMIÈRE PARTIE

PRATIQUE ÉTRANGÈRE

En commençant ce travail par la relation de ce qui se fait à l'étranger je commets un léger anachronisme; chacun sait, en effet, que c'est M. Péan qui le premier, en 1879, a pratiqué sur l'homme une résection du pylore cancéreux. La pylorectomie est donc une opération d'origine parisienne : c'est cependant à l'étranger seulement qu'elle a été en honneur pendant les dix ans qui ont suivi la publication du chirurgien français. Et même, comme nous le dirons dans la seconde partie de ce travail, M. Péan n'a eu l'occasion de pratiquer à nouveau son opération, que neuf ans après sa tentative de 1879. Pendant ce laps de temps, aucun autre chirurgien français n'avait fait cette opération. Nous allons voir au contraire combien les efforts, les tentatives, les modifications, les perfectionnements, s'étaient multipliés dans les écoles voisines.

Le 28 septembre 1881, un assistant de Billroth, Wölfler, eut l'idée ingénieuse et hardie, dans un cas où la pylorectomie n'était pas possible, de faire une opération palliative qui rétablît la voie gastro-intestinale obstruée par le cancer. Il amena une anse intestinale au contact de la paroi saine de l'estomac, en amont du cancer, et sutura les deux organes l'un à l'autre, après les avoir incisés à ce niveau.

Il créait ainsi une voie gastro-intestinale indépendante de la voie gastro-duodénale obstruée, un véritable canal de dérivation. Wölfler eut bientôt de nombreux imitateurs; et, suivant que le cancer siégeait plus ou moins loin du duodénum, les opérateurs établirent le contact gastro-intestinal, sur une région de l'intestin plus ou moins rapprochée du pylore. Le principe est le même, et je ne ferai qu'un chapitre, des gastro-duodénostomies et dès gastro-jéjunostomies, que je comprendrai toutes sous le terme générique de gastro-entérostomie.

Enfin, diverses autres opérations ont été proposées. Les unes ont été des opérations, pour ainsi dire, de nécessité, improvisées au cours d'une tentative malheureuse. Ce ne sont pour la plupart que des ébauches d'opérations qui ne méritent pas de nom spécial. Je les résumerai sous la rubrique « Opérations diverses ». Une seule de ces opérations a été pratiquée en France : elle est due à Daniel Mollière (de Lyon).

Cette première partie de mon travail se divise donc en trois chapitres :

1° Pylorectomies étrangères.

2° Gastro-entérostomies étrangères;

3° Opérations diverses.

CHAPITRE I

Les premières observations publiées à l'étranger ont été réunies en France en 1883 dans les thèses de Kahn (février 1883) et de Murie (décembre 1883).

Ce dernier semble avoir ignoré la thèse de Kahn; aussi, pour que les observations citées dans ces deux thèses ne fassent pas double emploi, il faut avec soin les comparer les unes avec les autres et recourir aux sources quand les indications bibliographiques sont douteuses; c'est ainsi que l'observation XV de la thèse de Murie, est la même que l'observation XII de la thèse de Kahn ; le premier l'attribue à Ledderhose, tandis que le second la publie sous le nom de Lücke; de même, l'observation XIV de Murie est évidemment puisée à la même source que l'observation XI de Kahn. D'après Murie, il s'agit d'un homme de vingt-deux ans; et d'après Kahn, d'une femme de vingt-huit ans ; mais les détails de l'observation sont tellement identiques, qu'il est certainement question du même sujet. Je pourrais multiplier les exemples.

J'ai dû, pour ces raisons, recourir le plus souvent aux travaux originaux. J'ai classé les observations, en suivant autant que possible l'ordre chronologique. C'est dire que je ne me suis pas occupé de placer ensemble les faits dus à chaque chirurgien en particulier. Je crois par ce moyen avoir évité un écueil. Qu'arrive-t-il souvent en effet? Tel chirurgien publie d'année en année les opérations qu'il a pratiquées sur l'estomac. Puis, à l'occasion d'un congrès, par exemple, il fait une communication où, réunissant tous les cas qu'il a déjà publiés, et parfois les ajoutant à une ou deux nouvelles observations, il commente sa statistique personnelle. Quelques auteurs prennent ensuite le total des cas cités par ce chirurgien et le font entrer en compte avec les faits publiés antérieurement. Il y a là un double emploi qui grossit les chiffres démesurément, et enlève toute valeur aux statistiques. C'est pour cela que j'ai pris le parti de publier un résumé de toutes les observations parues. Voici Billroth, par exemple, qui, au dernier congrès de Berlin, nous rend compte des résections de l'estomac pratiquées dans son service jusqu'à 1890. Cette statistique comprend vingt-huit pylorectomies pour cancer de l'estomac. Mais, faute de détails, nous ne savons pas au juste combien de ces opérations n'ont pas été publiées. Un grand nombre d'entre elles appartient aux assistants qui se sont succédé depuis dix ans chez Billroth. C'est ainsi que Wölfler, von Hacker, Salzer et Eiselsberg en ont fait presque autant que le maître. La plupart des observations ont été publiées antérieurement. Il est donc impossible d'ajouter au chiffre de nos observations le total de vingt-huit dont parle M. Billroth. Il faut au moins dé-falquer douze opérations qui sont citées au cours de chaque année dans notre relevé. Je pourrais faire les mêmes réflexions au sujet des vingt-huit gastro-entérostomies citées par le même auteur (Congrès de Berlin, 1890). C'est en ne tenant pas compte de ces considérations, qu'on arrive à grossir les statistiques et à pro-duire des chiffres fantastiques, auxquels on fait dire à volonté les choses les plus contradictoires. On ne sera plus étonné après cela, de trouver ici quelque différence avec les chiffres invoqués dans des travaux récents.

OBSERVATION I.

Observation II de Muric. — **Rydygier**, novembre 1880. — Homme de soixante-quatre ans. Depuis deux ans, à la suite d'une péritonite, douleurs de ventre presque continuelles; depuis quatre ou cinq semaines, vomisse-ments et signes de cancer de l'estomac. A un travers de doigt au-dessous de l'ombilic, tumeur mobile et douloureuse à la pression. Pylorectomie le 16 novembre. Opération laborieuse, hémorrhagie épiploïque, 60 sutures de Czerny : en substituant la soie au catgut; durée de l'opération, quatre heures; injection hypodermique de deux seringues de teinture de cam-phre contre le collapsus, 10 gouttes de teinture d'opium et lavements de peptone.

Mort à quatre heures du matin.

A l'autopsie, pas de foyer métastatique. Il s'agissait d'un squirrhe du pylore, avec une sténose telle qu'on avait peine à y faire passer les branches d'une petite pince fermée.

OBSERVATION II.

Observation III de Murie. — *Billroth*, février 1881. — Femme de quarante-trois ans. Symptômes de cancer de l'estomac depuis cinq mois; marche rapide du néoplasme; tumeur mobile, de la grosseur d'une pomme ordinaire. Incision transversale de huit centimètres au niveau de la tumeur; 50 sutures à la soie unissent le duodénum à l'estomac, durée une heure et demie.

Premier jour, glace par la bouche et lavements de peptone et de vin.

Deuxième jour, une cuillerée à bouche de lait aigre toutes les demi-heures. Injections de morphine.

Mort trois mois après.

Cachexie progressive due à un cancer colloïde récidivant, qui a envahi tout le péritoine. Le lambeau d'estomac réséqué mesurait 14 centimètres de long. La réunion de la ligne des sutures était parfaite; aucune cicatrice apparente à la surface.

OBSERVATION III.

Observation IV de Murie. — *Billroth*, février 1881. — Femme de trente-neuf ans. Cancer au niveau de l'épigastre; opération de deux heures quarante-cinq. Difficultés exceptionnelles, il s'agissait d'un cancer médullaire avec une perforation en avant et des adhérences intimes avec la paroi abdominale antérieure, 58 points de suture après résection d'un lambeau de 10 centimètres.

Mort deux jours après (par inanition).

Une position vicieuse du duodénum le rendait imperméable, aussi Billroth avait-il dû pratiquer, sans résultat d'ailleurs, une fistule duodénale.

Cette observation est la troisième d'un mémoire de Maunoury (*Progrès médical*, 1881, p. 945). D'après Maunoury, la malade vécut sept jours avec des vomissements opiniâtres, Billroth rouvrit la plaie croyant à un obstacle. Il n'en trouva pas et mit une sonde à demeure dans le duodénum. La mort survint trente heures après cette seconde intervention. Billroth attribue cette mort à ce qu'il a soudé le duodénum à la petite courbure de l'estomac, ce qui constitue au-dessous du niveau du pylore un grand cul-de-sac où s'arrêtent les aliments. De là, le précepte de suturer l'intestin à la grande courbure.

OBSERVATION IV.

Observation V de Murie. — *Billroth*, 2 mars 1881. — Femme de trente-huit ans. Tumeur dans la région ombilicale ; carcinome médullaire avec adhérences au pancréas.

Opération de deux heures.

Mort dans le collapsus, douze heures après. Le lambeau réséqué est de 12 centimètres ; 56 points de suture.

OBSERVATION V.

Observation VI de Murie. — Nicolaysen, 17 mars 1881, à l'hôpital de Christiania. — Femme de trente-sept ans. Accidents de sténose pylorique depuis neuf mois, maigreur et faiblesse extrêmes ; tumeur très mobile. Opération laborieuse au cours de laquelle un liquide de couleur bilieuse refluant à l'ouverture du duodénum, vint en contact avec la surface extérieure de l'intestin.

Mort quinze heures après (par inanition).

A l'autopsie, en exerçant une forte pression sur l'estomac, on fait sourdre quelques gouttes de liquide au niveau de la suture duodéno-stomacale. Il recommande la soie de préférence au catgut pour les sutures.

OBSERVATION VI.

Observation VII de Murie. — *Bardenheuer*, mars 1881. — Homme de cinquante-quatre ans. Cancer du pylore qui a envahi la paroi antérieure de l'estomac, et a contracté des adhérences intimes avec le pancréas et le duodénum. Durée de l'opération : une heure.

Mort vingt-huit heures après, avec dyspnée et vomissements de sang.

Cette observation est la même que la V⁰ du mémoire de Maunoury (*loc. cit.*) qui attribue la mort à une hémorrhagie secondaire provenant d'un vaisseau de l'estomac.

OBSERVATION VII.

Observation IX de Murie. — *Berns*, avril 1881. — Femme de quarante-neuf ans. Début des symptômes gastriques, il y a trois ans ; depuis quatre mois, tumeur appréciable au creux épigastrique ; situation alarmante par rétrécissement du pylore. Incision, de l'appendice xyphoïde à l'ombilic ; adhérences intimes de l'estomac au pancréas, malgré la mobilité extrême qu'on avait reconnue à la tumeur pendant l'anesthésie chloroformique. On dut enlever le pancréas en plusieurs lambeaux avec le bistouri, ainsi que deux ganglions dégénérés. Suture de Czerny (100 points).

Mort, quatre à cinq heures après l'opération, dans la stupeur.

A l'autopsie, accollement parfait du duodénum et de l'estomac, mais épanchement de sérosité sanguinolente dans la cavité abdominale.

OBSERVATION VIII.

Observation X de Murie. — *Jurié* (cité par Wölfler), Société des médecins de Vienne, 27 mai 1881. — Pylorectomie pour cancer. La tumeur « était douée d'une grande mobilité ». Une fois la cavité abdominale ouverte, on dut exciser un fragment du pancréas, tant l'adhérence du duodénum était intime avec cet organe.

« L'opération s'est terminée par la mort du patient. » ·

OBSERVATION IX.

Observation XII de Murie. — *Tillmanns,* mai 1881. — Homme de soixante-trois ans. Tumeur du volume du poing, adhérant à la paroi abdominale antérieure, à l'épiploon et aux circonvolutions intestinales. Opération « extrêmement laborieuse ».

Mort dans le collapsus trois heures après.

OBSERVATION X.

Czerny (cité par Kuh dans les *Archives de Langenbeck* en 1881, vol. XXVII, f. 4, p. 789) a fait avec succès une résection du pylore le 21 juin 1881. Le malade, âgé de vingt-huit ans, fut présenté par Heuck au congrès de Wiesbaden. Mais en août la cachexie commença et le malade mourut le 5 janvier 1883.

A l'autopsie on trouva une infiltration cancéreuse de tout le péritoine et en outre, sur la ligne de suture gastro-duodénale une infiltration de cancer colloïde récidivé sur place, avec rétrécissement notable du conduit à ce niveau.

Le malade était venu consulter Czerny, pour une tumeur au niveau de l'épigastre. Après l'ouverture du ventre, le néoplasme apparut beaucoup plus grand qu'on ne croyait. Sutures à la soie. Durée de l'opération : deux heures un quart. Pendant cinq jours, aliments liquides et lavements nutritifs. Au bout de cinq semaines, le malade a augmenté de 11 livres et de 29 livres après quatre mois.

La mort est donc survenue sept mois après l'opération.

OBSERVATION XI.

Kocher (*Corresp. Blatt f. Schweizer Aerzte*, décembre 1883). — Homme de quarante-deux ans (21 juin 1881). Tumeur adhérant intimement au lobe gauche du foie et au petit épiploon. Ouverture de l'estomac pour pouvoir isoler la tumeur. Quatre heures de durée.

Mort vingt-quatre heures après, dans le collapsus.

OBSERVATION XII.

Observation XIII de Murie. — *Kronlein*, juin 1881 (publiée *in Corresp. Blatt f. Schweizer Aerzte*, 15 juillet 1882). — Femme de cinquante-quatre ans. Symptômes gastriques depuis cinq mois; tumeur du volume d'un œuf de pigeon depuis huit semaines; incision transversale partant de la ligne blanche. La tumeur siège sur la portion horizontale du duodénum et le ligament gastro-hépatique; 25 points de suture. Durée de l'opération: trois heures.

Mort, vingt-quatre heures après « par shock traumatique ».

A l'autopsie, infiltration carcinomateuse du foie, des vaisseaux et des ganglions voisins.

OBSERVATION XIII

Observation XV de Murie. — *Observation XII de Kahn.* — *Ledderhose,* juin 1881 (observation publiée sous le nom de Lücke, par Kahn). — Homme de trente-trois ans; douleurs gastriques]depuis cinq mois; depuis trois mois et demi, tumeur dure et douloureuse entre l'ombilic et l'appendice xyphoïde; cette tumeur, du volume d'un œuf de poule, est très bosselée, très mobile dans tous les sens, au point qu'elle échappe parfois à l'exploration, en se déplaçant en divers sens. Incision de 8 centimètres et demi sur la ligne blanche, coupée en son milieu par une incision transversale de 5 centimètres et demi à droite. Le pylore dégénéré est soudé au pancréas qu'on est obligé de réséquer. Hémorrhagie dont on ne peut se rendre maître qu'à l'aide du thermocautère et de plusieurs ligatures en masse. Durée de l'opération : cinq heures. Injections sous-cutanées de teinture de musc (1 gramme par injection).

Mort huit heures après l'opération.

Autopsie faite par Recklinghausen. En pressant sur l'estomac on fait sortir un peu de liquide de la partie postérieure de la portion pylorique; en pressant sur le duodénum, on fait sortir des gaz par la plaie.

OBSERVATION XIV.

Observation XVI de Murie. — *Kilajewsky*, juillet 1881. — Femme de cinquante-deux ans, dans un état de cachexie avancée; incisions de 12 centimètres et demi, allant transversalement de droite à gauche à 4 centimètres au-dessous de l'ombilic et aboutissant à la ligne blanche. « La tumeur mise à nu était beaucoup plus volumineuse qu'on ne l'avait supposé. » Sutures de Lembert. Durée de l'opération : quatre heures.

Mort six heures après.

A l'autopsie, les points de suture laissent passer du liquide au niveau de la petite courbure. Lambeau réséqué de 9 centimètres.

OBSERVATION XV.

Observation XVII de Murie. — *Weinlechner*, août 1881. — Homme de quarante-sept ans. Dans un état de marasme très avancé; tumeur énorme,
adhérant solidement de tous côtés à l'épiploon, au pancréas et au duodénum, dont on la sépare à l'aide du bistouri. Pour dégager le foie, on fait
usage du thermocautère. L'opération dure cinq heures.

Mort cinq heures après.

OBSERVATION XVI.

Czerny. — Dans le *Centralblatt* du 3 septembre 1881, Czerny cite un cas de
pylorectomie pour cancer, dans sa pratique. Il indique la guérison sans
autres détails.

OBSERVATION XVII.

Observation XIX de Murie. — *Billroth*, octobre 1881. — Femme de trente-
six ans, souffrant de l'estomac depuis trois mois ; petite tumeur du volume
d'une noix, dure, mobile, fuyant sous l'exploration. Incision transversale
de 14 centimètres, à deux travers de doigt au-dessus de l'ombilic. Ablation
de trois ganglions dégénérés et pylorectomie. 26 points de suture. Durée de
l'opération : une heure et demie.

A l'examen microscopique, carcinome glandulaire. Le lendemain de
l'opération, lait et soupe; sept jours après, veau haché. Le vingt-troisième
jour, la malade se lève; deux mois après, son poids a augmenté de
1500 grammes.

OBSERVATION XVIII.

Observation XVIII de Murie. — *Billroth*, novembre 1881. — Homme de
quarante-quatre ans. Tumeur adhérant intimement à la tête du pancréas.
Pendant l'excision du pancréas le suc pancréatique coule dans la cavité
péritonéale. L'énucléation d'une petite glande rétro-péritonéale occasionne
une hémorrhagie considérable.

Mort dans le collapsus, avec des signes de péritonite localisée, le matin
du troisième jour.

OBSERVATION XIX.

Observation XIV de Murie. — *Observation XI de Kahn*, identique à celle-ci
comme source et comme détails, à cela près qu'il y a erreur sur le sexe
du sujet, dans la thèse de Kahn. — *Czerny*, novembre 1881. — Homme de
vingt-deux ans. L'estomac dilaté descend jusqu'à la symphyse pubienne;
à la région pylorique, tumeur cylindrique assez dure, lisse, très mobile ;
début des accidents il y a dix semaines; résection du pylore; 62 sutures.

Durée de l'opération : deux heures et demie. Résection d'un lambeau de
9 centimètres, guérison sans incident. Le malade avait augmenté de
29 livres quatre mois après.

OBSERVATION XX.

Observation VIII de Murie. — *Wölfler*, novembre 1881. — Femme de cinquante-deux ans. Tumeur mobile en tous sens à la région épigastrique.
Incision transversale, partant de l'ombilic ; pas d'adhérences ; résection
d'un lambeau de 12 centimètres. Pendant les neuf premiers jours qui suivent, on nourrit la malade avec du lait, des œufs et du vin ; à partir du
dixième jour, elle mange de la viande ; un an après, cette femme « se portait à merveille » et ne présentait aucune trace de récidive.

OBSERVATION XXI.

Observation XXIV de Murie. — *Lauenstein*, janvier 1882. — Femme de
trente-quatre ans. Souffre d'une tumeur pylorique depuis quatre mois ;
cette tumeur du volume du poing, à grand diamètre transversal, fait saillie dans la région ombicale ; peu de mobilité transversale ; pas de signes
de rétrécissement pylorique. Incision le long de la ligne blanche passant
par le milieu de la tumeur. Grosses veines sillonnant la tumeur, paquets
ganglionnaires accolés à son bord inférieur. Opération laborieuse de cinq
heures de durée. Le lambeau extirpé a 15 centimètres et pèse 300 grammes.
« L'examen microscopique ne révéla pas d'éléments carcinomateux. »

Mort six jours après, avec un abcès circonscrit au niveau du côlon transverse et une péritonite généralisée « due à une gangrène du côlon
transverse ».

Cette gangrène serait causée par la section des artères gastro-épiploïques
du méso-côlon transverse.

OBSERVATION XXII.

Kocher (*Corresp. Bl. f. Schweizer Aerzte*, décembre 1883) a opéré un homme
de trente-cinq ans, le 23 mars 1882. Il lui fut impossible d'attirer le duodénum au dehors et il dut faire les sutures sur place.

Mort le lendemain en hypothermie. Les lèvres de la muqueuse stomacale n'étaient pas unies, bien que les séreuses fussent en contact à l'extérieur.

OBSERVATION XXIII.

Observation XXII de Kahn. — *Southam*, avril 1882. — Homme de quarante-
trois ans, symptômes d'obstruction du pylore depuis quatre mois, ne garde
aucun aliment solide, vomissements sanguinolents, mœlena ; dans la région
du pylore, tumeur de la grosseur d'une orange, dure, un peu mamelonnée,
mobile et douloureuse. Pylorectomie le 5 avril 1882.

Mort quatorze heures après.

L'examen de la partie réséquée montra qu'on avait à faire à un squirrhe.

OBSERVATION XXIV.

Observation XXVII de Kahn. — *Caselli*, juin 1882. — Femme atteinte de cancer du pylore avec dilatation de l'estomac. L'opération dura deux heures. On employa environ 50 sutures; partie réséquée de forme elliptique, mesurant 12 centimètres à la grande courbure et 10 à la petite.

Mort sept heures après.

L'autopsie fit voir que les sutures tenaient bien. (Dans la même observation, citée par Mazzuchelli en 1885, la mort serait survenue seulement le sixième jour.)

OBSERVATION XXV.

Tillmanns (*Berlin. Klin. Wochenschrift*, n° 34, avril 1882), a fait, chez un homme de soixante-trois ans, une pylorectomie très laborieuse à cause des adhérences de la tumeur.

Mort trois heures après dans le collapsus.

OBSERVATION XXVI.

Observation XXII de Murie. — *Hahn*, mai 1882. — Femme de soixante-trois ans. Symptômes gastriques depuis six mois; amaigrissement rapide, vomissements fécaloïdes. A droite et au-dessous de l'ombilic, tumeur du volume du poing, dure, sensible à la pression, dilatation extrême de l'estomac; l'examen sous le chloroforme montre que la tumeur est mobile dans tous les sens. Incision transversale de 14 centimètres, suivant le grand axe de la tumeur au-dessous de l'ombilic. Sutures de Lembert à la soie, réunissant le duodénum à l'estomac; pas d'adhérences; suites favorables; plusieurs litres de lait chaque jour.

Le septième jour, vomissements fécaloïdes; le huitième, mort avec des signes de péritonite par perforation.

A l'autopsie on trouve dans la cavité abdominale des matières fécaloïdés brunes et des gaz qui brûlent avec une flamme bleue. La suture stomacale a cédé en avant pour faire place à une ouverture béante. Le lambeau réséqué a 11 centimètres. Ganglion dégénéré gros comme une noisette au niveau de la grande courbure.

OBSERVATION XXVII.

Observation XXVIII de Murie. — *Richter*, mai 1882. — Homme de cinquante et un ans malade depuis dix mois. Tumeur pylorique mobile, du volume d'une pomme. Incision transversale partant de la ligne blanche. « La tumeur est trois fois plus grosse qu on ne l'avait supposé. » Durée de l'opération : deux heures trois quarts.

Mort dans le collapsus trois heures après.

OBSERVATION XXVIII.

Observation XXIX de Murie. — *Kôhler*, septembre 1882. — Femme, soixante-cinq ans. État général assez mauvais ; cancer du pylore. Opération d'une heure ; 40 points du suture.

Mort dans le collapsus au bout de six heures.

A l'autopsie, le duodénum et l'estomac sont parfaitement adhérents.

OBSERVATION XXIX.

Maurer (Arch. f. klin. Chir., XXX, p. 1, 1884), a opéré une femme de cinquante-trois ans, le 4 septembre 1882. État cachectique très prononcé. Durée de l'opération : trois heures, bien qu'il n'y eut pas d'adhérences.

Mort au bout de quatre heures dans le collapsus. Il s'agissait d'un cancer du pylore.

OBSERVATION XXX.

The Lancet, 28 octobre 1882 ; opération annoncée p. 720 ; histoire du malade nº du 25 novembre 1882, p. 889. — Malade du Dr Bristowe, opéré par Sydney Jones, à Saint-Thomas Hospital. — J. B., âgé de cinquante-sept ans, entre le 22 septembre dans le service de M. Bristowe. Maladie de l'estomac depuis le mois de mai. A son entrée à l'hôpital, émaciation considérable ; douleurs abdominales ; appétit nul.

A l'examen du ventre, tumeur très mobile semblant se continuer avec le foie. Battements communiqués à la tumeur par l'aorte. Le diagnostic hésite entre un rein mobile, un anévrysme, une affection de la vésicule biliaire, etc... Le malade ne consent à être opéré que lorsqu'il est moribond (when he was moribund).

Opération le 15 octobre 1882.

Incision oblique de gauche à droite, commençant à un pouce à gauche de la ligne médiane, à 4 pouces au-dessous de l'appendice xyphoïde et ayant 4 pouces et demi de longueur. Tumeur intimement adhérente aux parties voisines, soudée à la tête du pancréas. Difficultés pour arrêter les hémorrhagies. Durée de l'opération : trois heures et demie. Résection de la tumeur ; 52 sutures de Lembert à la soie. Au cours de l'opération, le malade commença à entrer en collapsus, et malgré le brandy et les stimulants, mourut six heures après.

Autopsie vingt-quatre heures après par le Dr Sharkey.

Émaciation considérable du sujet. Adhérences pleurales anciennes. Nodule néoplosique de la grosseur d'une noix dans le lobe droit du foie. Reins normaux. Le péritoine paraît sain. Le côlon, l'estomac, etc., occupent leurs positions respectives.

La tumeur carcinomateuse réséquée mesure un pouce un quart à la petite courbure et 3 pouces et demi à la grande courbure. Forme squirrheuse envahissant le pylore et les portions adjacentes de l'estomac et du duodénum. Aspect fongueux à l'intérieur du conduit permettant juste le passage du petit doigt.

OBSERVATION XXXI.

Berns (*Centr. f. d. med. Wiss.* n° 21, 1882) sur un malade de quarante-neuf ans, a enlevé un cancer du pylore. Plaie de 20 centimètres sur l'estomac.

Mort quatre heures et demie après l'opération.

OBSERVATION XXXII.

G. Bigi (cité par Mazzuchelli dans son mémoire *Sur les pylorectomies italiennes*, 1885) a fait, en 1882, une pylorectomie pour cancer de l'estomac.

La mort est survenue le quatrième jour avec diarrhée profuse.

OBSERVATION XXXIII.

Observation XX de Marie. — *Gussenbauer*, 1882. — Tumeur d'une grande mobilité à l'exploration. Une fois arrivé sur le pylore, on constate une soudure solide de l'estomac au pancréas.

Opération laborieuse. Mort dans le collapsus seize heures après.

OBSERVATION XXXIV.

Observation XXI de Murie. — *Langenbeck* (Congrès de Berlin, 1882). — Résection du pylore avec excision du pancréas adhérent.

Mort dans le collapsus peu de temps après l'opération.

OBSERVATION XXXV.

Observation XXVI de Murie. — *Molitor* (cité par Gutsch au Congrès de Berlin, 1883). — Femme de vingt-huit ans, souffrant de l'estomac depuis six mois; vomissements et menaces d'inanition; à gauche et au dessous de l'ombilic, tumeur du volume du poing, dure et mobile en tous sens; durée de l'opération : trois heures. Lavements de peptone et grogs pendant dix jours; selles spontanées le douzième jour; neuf mois après, carcinome du rectum et du bassin.

Mort onze mois après l'opération. Il s'agissait d'un squirrhe du pylore.

OBSERVATION XXXVI.

Observation XXVII de Murie. — *Molitor* (même année). — Femme de quarante-quatre ans, souffrant de l'estomac depuis six mois, tumeur du volume du poing, mobile en tous sens. Incision transversale de la paroi abdominale. *Adhérences considérables* du côlon transverse qu'il faut détacher sur une longueur de 15 centimètres. Opération de quatre heures ; injections d'éther et de musc.

Mort le troisième jour. Péritonite consécutive à une gangrène du côlon transverse. Carcinome médullaire ulcéré.

OBSERVATION XXXVII.

Hacker (*Wiener med. Woch.*, nº 41, 1883), publie d'après *Billroth* un succès opératoire dans une pylorectomie pour squirrhe.

Femme de quarante-six ans. Opérée par Billroth le 24 février 1883. Le carcinome paraît très mobile, de la grosseur d'une petite pomme. Excision de deux petits ganglions. Durée de l'opération : une heure et demie.

Huit mois après, la malade supportait sans peine tous les aliments.

OBSERVATION XXXVIII.

Résection de l'estomac pour carcinome (mort au septième jour) par Zamboni (*Gaz. degli ospitali*, février 1883). — Dans son mémoire (*loc. cit.*) Mazzuchelli dit que dans ce cas de Zamboni, la mort est due à une péritonite suppurée.

OBSERVATION XXXIX.

Observation XXX de Murie. — *Mikulicz*, février 1883. — Femme malade depuis cinq mois (l'âge n'est pas indiqué). Tumeur pylorique assez mobile du volume d'une orange. Incision oblique au niveau de la tumeur ; pas d'adhérences ; opération de deux heures et demie ; résection d'un lambeau de 8 centimètres ; cancer colloïde. La malade sort de l'hôpital quatre semaines après, après avoir eu du troisième au sixième jour des accidents d'occlusion duodénale.

OBSERVATION XL.

Observation XXXI de Murie. — *Billroth*, juin 1883. — Femme de quarante-six ans, malade depuis deux mois. Tumeur du volume d'une petite pomme, bosselée, mobile en tous sens. Incision transversale de 15 centimètres ; au cours de l'opération, déchirure de la paroi amincie de l'estomac (sutures de Lembert) ; extirpation de trois ganglions dégénérés. Durée de l'opération : une heure et demie. Lait sucré et bouillon. A partir du huitième jour, viandes légères. Six semaines après, elle quitte l'hôpital. Le lambeau réséqué était de 10 centimètres (squirrhe).

OBSERVATION XLI.

Rydygier (dans la *Deutsche Zeitschrift für Chirurgie*, liv. XXI, 1885, p. 546) cite un cas de résection de l'estomac pour cancer du pylore pratiquée le 4 juin 1883. Il réséqua 7 centimètres de la grande courbure, et 4 centimètres de la petite, sur un homme âgé de quarante-deux ans.

Mort le quatrième jour de péritonite suppurée. L'opération avait duré deux heures et demie.

OBSERVATION XLII.

Socin (*Corresp. Bl. f. Schweizer Aerzte*, décembre 1883). — Femme de quarante-trois ans, opérée le 15 juillet 1883. Deux ganglions sont enlevés : adhérences difficiles à détruire avec le pancréas ; 41 points de suture. Durée : deux heures. Bon résultat opératoire. Hernie au niveau de la cicatrice opératoire.

OBSERVATION XLIII.

Socin. — Homme de trente-huit ans. La tumeur paraît très mobile *sauf de haut en bas.* Adhérences intimes avec la tête du pancréas. On coupa la gastroduodénale à son origine ce qui nécessita la ligature de l'hépatique. Hémorrhagie profuse. Mort quelques heures après.

OBSERVATION XLIV.

Observation XXXVI de Murie. — *Bardenheuer* (cité dans le travail de Rydygier). — Pylorectomie pour cancer. Mort de péritonite partielle huit jours après l'opération.

OBSERVATION XLV.

Observation XXXIII de Murie. — *Bardenheuer* (cité par Rydygier). — Pylorectomie pour cancer. Mort deux jours après l'opération.

OBSERVATION XLVI.

Kocher (*Corresp. Bl. f. Schweizer Aerzte,* décembre 1883), a enlevé un cancer du pylore le 21 septembre 1883 à une femme de quarante-deux ans. La tumeur, du volume d'une pomme, se laissa attirer au dehors. Peu d'adhérences. Durée de l'opération : quatre heures. Guérison opératoire parfaite.

OBSERVATION XLVII.

Von Hacker, à la clinique de Billroth (*Centralbl. f. Chirurgie*, p. 852, 1883), a enlevé sur un malade de quarante-six ans, 10 centimètres de la région pylorique. La tumeur avait le volume d'une pomme. Plusieurs ganglions mésentériques furent enlevés. Durée : une heure et demie. Suites simples. Excellent état trois mois après l'opération.

OBSERVATION XLVIII.

Mikulicz (*Wiener med. Woch.*, n° 41, 1883), chez une femme de vingt-cinq ans a enlevé un fragment de 8 centimètres de la région pylorique. C'était un cancer colloïde. La tumeur avait été reconnue par la palpation avant la laparotomie. Elle était mobile. Mikulicz enleva un ganglion rétro-gastrique (Compresseur de Wehr). Un mois après, guérison opératoire complète (mars 1884).

OBSERVATION XLIX.

Mikulicz (*XIIe Congrès allemand*, 1883) a fait avec succès une pylorectomie pour cancer (tumeur dure, mobile, grosse comme une orange, chez une paysanne de trente-cinq ans). Pas d'adhérences. Guérison complète en quatre semaines, après une huitaine de jours d'accidents d'obstruction qui ont disparu spontanément. Excellent service rendu dans ce cas par la gastroscopie.

OBSERVATION L.

Superno a fait, en 1883, une pylorectomie pour cancer. Mort le troisième jour, de péritonite. (*Mémoire* de Mazzuchelli, 1885.)

OBSERVATION LI.

Ruggi a fait en 1883 une pylorectomie pour cancer. La mort est survenue après vingt-deux heures d'épuisement. (Cité dans le *Mémoire* de Mazzuchelli).

OBSERVATION LII.

Heincke (d'Erlangen) (cité par H. Schmid, de Berlin, in *Centralbl. f. Chirurgie*, 1883), a fait une pylorectomie pour cancer. (Pas d'adhérences.) Guérison opératoire.

OBSERVATION LIII.

Hacker (*Soc. des méd. de Vienne*, mars 1884) rapporte un cas de cancer du pylore chez une femme de trente-neuf ans. Billroth arriva à sentir la tumeur en faisant avaler à la malade des poudres effervescentes. Durée de la pylorectomie : une heure un quart. La tumeur a le volume d'une pomme. Guérison complète.

OBSERVATION LIV.

Rydygier (*Mémoire* de 1885, dans la *Deutsche Zeitschrift für Chirurgie,* liv. XXI) a opéré, le 21 juillet 1884, une femme de quarante et un ans. La tumeur, du volume du poing, était très mobile au-dessus de l'ombilic. Résection de 20 centimètres de la grande courbure et de 10 centimètres de la petite. En septembre, l'opérée allait bien.

OBSERVATION LV.

Randolph Winslow (*Americ. journ. of med. sc.*, octobre 1884) a perdu son opérée deux heures après une gastrectomie qui avait duré trois heures. La malade, âgée de quarante-deux ans, avait un cancer mobile de l'estomac; mais il fallut enlever, en divisant l'épiploon, plusieurs ganglions dégénérés.

OBSERVATION LVI.

Kuester (*Berliner Klin. Wochenschrift*, 12 janvier 1885) a fait une gastrectomie chez un homme de soixante et un ans pour un cancer de la grande courbure. Mort vingt-quatre heures après.

A l'autopsie il trouva une gangrène du côlon due à ce qu'il avait été obligé de détacher du mésocôlon, le côlon transverse sur une grande étendue.

OBSERVATION LVII.

Lauenstein (*Soc. méd. de Hambourg*, février 1885) présente un marin de trente-quatre ans, chez qui il a pratiqué la résection du pylore cancéreux le 1er janvier 1885. Durée : deux heures et demie. Excellent résultat opératoire.

OBSERVATION LVIII.

Sands (*New York Surg. Society*, 23 février 1885) a fait une résection du pylore pour un cancer. La mort est survenue le troisième jour.

OBSERVATION LIX.

J. Coats et *E. Maylard* (*Brit. med. Journ.*, p. 150, juillet 1885) citent une observation de résection du pylore, suivie de mort le quatrième jour.

OBSERVATION LX.

Mazzuchelli (*Annali univers. di med. e chir.*, vol. CCLXXIII, p. 161, 1885), cite une opération de gastroduodénectomie pour cancer (13 mai 1885). Homme de quarante-huit ans.

Mort onze heures après l'opération.

OBSERVATION LXI.

Spear (*Americ. Journ. of med. sc.*, avril 1885) a fait une pylorectomie partielle pour cancer. L'opéré a succombé deux heures après.

OBSERVATION LXII.

Kocher (*Corresp. Bl. f. Schweizer Aerzte*, 1ᵉʳ février 1886), donne des nouvelles satisfaisantes de sa première résection d'estomac faite sur une femme il y a maintenant deux ans et deux mois. Cette malade est morte trois ans après l'opération, avec un rétrécissement cicatriciel du pylore.

Il cite un nouveau cas qu'il a opéré il y a quinze jours avec succès. Opération facile; pas d'adhérences malgré l'étendue de la tumeur qui avait 12 centimètres. Ganglions dégénérés dans le ligament gastro-colique ; ils furent extirpés.

OBSERVATION LXIII.

Stetter (*XVIᵉ Congrès des chirurgiens allemands* et *Berlin. klin. Woch.*, t. II, septembre 1886). — Femme de trente-cinq ans. Guérison retardée par abcès sous la paroi abdominale. Il restait une petite fistule quand la malade a été perdue de vue.

Stetter cite deux détails opératoires : 1º après avoir attiré l'estomac au dehors, il a fait deux points de suture à la paroi abdominale, pour rétrécir l'ouverture et empêcher le liquide d'entrer; 2º il a enlevé la plaque dégénérée avant toute suture, ce qui lui a permis d'explorer la muqueuse et de voir que s'il n'en excisait pas encore un centimètre et demi il laisserait du néoplasme.

OBSERVATION LXIV.

Bartolini a eu un insuccès (mort rapide) après une pylorectomie pour cancer en mai 1885 (Cité par Mazzuchelli).

OBSERVATION LXV.

Petersen (*XVIᵉ Congrès des chirurgiens allemands*). — Femme, quarante-six ans. Ovariotomie double le 30 juillet 1886.

15 septembre. — Résection du pylore. La malade, complètement guérie succomba six semaines après sans qu'on pût se rendre compte de la mort. Pas trace de récidive.

OBSERVATION LXVI.

Socin (*Corresp. Bl. f. Schweizer Aerzte*, 1ᵉʳ octobre 1886). — Femme opérée il y a quinze jours, cancer du pylore. Plaie pariétale non encore cicatrisée.

Aucun autre signe de cancer que la tumeur et l'absence d'acide chlorhydrique dans l'estomac. Ablation de la tumeur et des ganglions. Premier jour, diète absolue. Deuxième jour, lait glacé. Au bout de trois jours, œufs; et au bout de onze jours, viande. Antérieurement cette malade avait subi l'extirpation de l'utérus et d'un calcul vésical.

OBSERVATION LXVII.

Résection du pylore pour cancer. Guérison, par *Carle* (*Gazz. delle cliniche*, 24 août 1886).

OBSERVATION LXVIII.

Résection du pylore. Guérison par *Schede* (*Soc. méd. de Hambourg*, 23 mars 1886).

OBSERVATION LXIX.

Cancer de l'estomac, pyrolectomie.
Mort, autopsie par *H. Morris*. (*Lancet*, 22 janvier 1887.)

OBSERVATION LXX.

Schramm (dans la *Centr. f. Chir.*, n° 12, 1887), publie un cas de résection du pylore pour un carcinome de 8 centimètres de long, plus étendu du côté de l'estomac que du côté du duodénum. Ganglions mésentériques infiltrés de pus. Quatre étages de sutures : un pour la muqueuse, un pour la musculeuse et deux étages de suture de Lembert pour la séreuse. La femme, qui a cinquante-huit ans, était en bonne santé deux mois après l'opération.

OBSERVATION LXXI.

M. Iginio Tansini, chirurgien de l'hôpital Majeur de Lodi, a publié (dans les n°s 40 et 41 de la *Gazzetta medica Italiana-Lombardia*, 1887) un cas de résection du pylore pour cancer. Il s'agit d'un homme jusque là bien portant, âgé de soixante-cinq ans. Le début de l'affection remonte au mois d'avril 1887 et le malade entre à l'hôpital de Lodi le 18 juin de la même année. La tumeur est globuleuse, mobile, de consistance charnue et fibreuse, douloureuse à la pression. Elle s'abaisse quand le malade est debout et change de place suivant l'attitude du patient.

Opération le 2 juillet. Laparotomie. Les adhérences sont faibles : on peut isoler le pylore et la portion malade de l'estomac. Réunion de l'estomac au duodénum par 45 points de suture de Lembert au fil de soie (sublimé à 1 p. 1000). Durée de l'opération : trois heures.

Le 22 septembre, Santini présenta son malade guéri sans trace de récidive au Congrès médico-chirurgical de Pavie.

La tumeur pesait 230 grammes et au microscope parut être un adéno-carcinome.

OBSERVATION LXXII.

E. Kurz (dans la *Deutsche med. Woch.*, n° 50, p. 1088, 1887) cite une observation de cancer du pylore traité par la résection.
Mort rapide.

OBSERVATION LXXIII.

Kronlein (dans la *Corresp. Bl. f. Schweizer Aerzte*, n° 11, juin 1888) publie un cas de pylorectomie suivi de guérison parfaite. Femme de quarante ans, très émaciée. Carcinome annulaire du pylore sans aucune adhérence. Sutures à la soie sublimée. Deux étages de sutures de Lembert. Cinq semaines après, la malade avait augmenté de 4 kilogrammes.
Dans le n° 16 (p. 499) de la *Correspondenz Blatt für Schweizer Aertze*, du 15 août 1889, Kronlein donne la suite de l'observation précédente. Dix-sept mois après l'opération, Kronlein enlève à la malade deux ovaires cancéreux et fait la toilette antiseptique d'une péritonite enkystée à ce niveau. Les tumeurs ovariques avaient la grosseur de la tête. Guérison opératoire.

OBSERVATION LXXIV.

Stetter (Berlin. Klin. Woch., p. 788, sept. 1888) présente une malade qui a subi il y a quinze mois une pylorectomie pour un cancer du pylore. Elle est en parfaite santé.

Je note cette observation ici, car, en compulsant les dates, on peut voir qu'il ne s'agit pas de la même malade que celle qui fait le sujet de notre LXIII° observation. Stetter dit de plus qu'il a perdu cette dernière de vue.

OBSERVATION LXXV.

Carter et *Rawdon* (in *Lancet*, 12 avril 1889) relatent une pylorectomie suivie de guérison opératoire. Il s'agissait d'un cancer pylorique.

OBSERVATION LXXVI.

E.-S. Perman (de Stockholm) a fait en 1889 une résection du pylore chez une femme de quarante-six ans. Il a enlevé 16 centimètres de la petite courbure et 25 centimètres de la grande. L'état de l'estomac est bon neuf mois après l'opération; mais noyaux de récidive dans la région claviculaire gauche.

OBSERVATION LXXVII.

E.-S. Perman (de Stockholm) publie en 1889 un cas de pylorectomie sur une femme de quarante ans.

Mort de collapsus trente heures après l'opération.

OBSERVATION LXXVIII.

E.-S. Perman (de Stockholm) publie en 1889 un cas de pylorectomie chez une femme de quarante-quatre ans (cancer).

La mort survenue deux heures après l'opération est attribuée à l'anesthésie par l'éther.

OBSERVATION LXXIX.

Lauenstein (Deutsche med. Woch., n° 2, p. 24, 1890) publie une observation de pylorectomie chez un homme de quarante ans qui souffre depuis un an d'un cancer de l'estomac. Pas d'adénopathie. Une heure quarante-cinq minutes pour l'opération.

Un mois après, le malade a augmenté de 5 livres.

OBSERVATION LXXX.

William Stokes (Brit. med. Journ., p. 997, 3 mai 1890) a fait une pylorectomie chez une femme de trente-quatre ans atteinte de cancer du pylore.

Mort onze heures après l'opération.

[Il incrimine l'état d'émaciation et d'inanition et la longueur de l'opération.]

OBSERVATION LXXXI.

Schmidt, après une pylorectomie pour cancer (*Centralbl. f. Chir.*, n° 14, 1890), perdit son opéré deux jours après. A l'autopsie, il vit que sa suture laissait passer les gaz; d'où l'idée de pratiquer l'insufflation de l'estomac avant de refermer le ventre pour s'assurer de l'occlusion complète par les sutures.

OBSERVATION LXXXII.

Lücke (cité par Rockwitz, in *Deutsch. Zeitschr. f. Chir.*, XXV, p. 502). Pylorectomie pour cancer.

Mort quatorze mois après l'opération.

OBSERVATION LXXXIII.

Lücke (Mémoire, loc. cit. de Rockwitz). Pylorectomie pour cancer.
Mort quatorze jours après l'opération. Pneumonie et inanition.

OBSERVATION LXXXIV.

Lücke (Mém. de Rockwitz). Pylorectomie pour cancer.
Mort trois mois après l'opération.

OBSERVATION LXXXV.

Lücke (Mém. de Rockwitz). Pylorectomie pour cancer.
Mort quatre mois après l'opération.

OBSERVATION LXXXVI.

Lücke (Mém. de Rockwitz). Pylorectomie pour cancer.
Mort six mois après l'opération.

OBSERVATION LXXXVII.

Lücke (Mém. de Rockwitz). Pylorectomie pour cancer. Survie après onze
mois et demi.

OBSERVATION LXXXVIII.

Lücke (Mém. de Rockwitz). Pylorectomie pour cancer. Survie après
onze mois et demi.

OBSERVATION LXXXIX.

Lücke (Mém. de Rockwitz). Pylorectomie pour un cas où le diagnostic fut
douteux même après l'opération. Guérison opératoire.

OBSERVATION XC.

Rydygier (XVI° Congrès des chirurgiens allemands), montre une pièce
provenant d'une malade qui a vécu deux ans et demi après une pylorectomie. Récidive locale sans généralisation.
[Cette observation doit entrer en compte, car elle ne répond pas à une de
celles publiées plus haut sous le nom de Rydygier.]

OBSERVATION XCI.

Au XVI° congrès des chirurgiens allemands, Wölfler montre une pièce
provenant d'une malade qui a succombé cinq ans après la résection sans
récidive locale. L'estomac avait sa forme et son volume normaux. A la face
externe la cicatrice n'était pas visible. Le point de réunion de l'estomac
avec le duodénum était perméable au doigt. Au niveau de la suture circu-
laire la muqueuse faisait un pli haut de 4 millimètres. Au microscope,
restauration presque parfaite des tissus.

OBSERVATION XCII.

Czerny (de Heidelberg), au Congrès de Berlin (1890), cite une résection de
l'estomac qu'il a faite tout récemment. Il a dû enlever la presque totalité
de l'estomac. Guérison opératoire.

OBSERVATION XCIII.

Novaro (Congrès de Berlin, 1890) cite brièvement une pylorectomie pour
cancer. L'opérée mourut de récidive au bout de quatorze mois.

OBSERVATIONS XCIV à CX.

Billroth (Congrès de Berlin, 1890) a cité vingt-huit pylorectomies pour
cancer : onze de ces observations ont été antérieurement publiées et forment les nos II, III, IV, XVII, XVIII, XX, XXXVII, XL, XLVII, LIII, XCXI de
notre relevé, sous les noms de Billroth, Wölfler, Hacker. Nous devons donc
retrancher onze de vingt-huit et ne garder que dix-sept des observations
de Billroth (Voy. le *Mémoire d'Eiselsberg*). Sur ces dix-sept pylorectomies
il y a douze morts et cinq guérisons opératoires.

OBSERVATIONS CXI à CXIX.

Lauenstein (de Hambourg) (Congrès de Berlin, 1890) cite douze pylorectomies de sa pratique particulière. Nous devons retrancher de ce chiffre.
les trois observations publiées plus haut (Obs. XXI, mort; obs. XLVII
guérison; obs. LXXIX, guérison). Il nous reste donc à ajouter à notre
relevé neuf pylorectomies sur lesquelles il faut compter sept morts et
deux guérisons.

OBSERVATION CXX.

Anderson et *Buchanan* (*Glasgow med. chir. Soc.*, 24 février 1888). Pylorectomie pour un cancer de l'estomac.
Mort rapide.

OBSERVATION CXXI.

Bolling (*Hygiea*, décembre 1885). Résection du pylore pour cancer de
l'estomac. Guérison opératoire.

OBSERVATIONS CXXII à CXXV.

Kronlein (communication orale), a fait six fois la résection de l'estomac
pour cancer. Nous en avons publié deux observations (No XII, mort vingt-
quatre heures après l'opération; no LXXIII, guérison opératoire).

Les quatre autres cas comptent deux insuccès et deux guérisons opératoires.

[Je fais remarquer ici que les trois premières pylorectomies de cet auteur sont suivies de mort et les trois suivantes sont des succès.]

OBSERVATIONS CXXVI A CXXVIII.

Hahn (Berlin. Klin. Wochenschr., 14 décembre 1885) cite quatre résections du pylore dans sa pratique avec deux succès. Comme notre observation XXVI, due à cet auteur, mentionne un insuccès opératoire (mort au bout de huit jours), il faut compter ici trois pylorectomies avec une mort et deux succès opératoires.

OBSERVATION CXXIX.

Ratimoff (Congrès des médecins de Moscou et Saint-Pétersbourg, 1886) a opéré une femme de cinquante-sept ans. La tumeur siégeait surtout sur la grande courbure de l'estomac. Extirpation de 14 centimètres sur la grande courbure et de 10 centimètres sur la petite. Durée de l'opération : six heures. Alimentation par le rectum pendant six jours. Le vingt-deuxième jour la malade mange de la viande. Vingt-six mois après elle va bien. L'examen microscopique montra qu'il s'agissait d'un squirrhe se transformant en encéphaloïde.

OBSERVATION CXXX.

Bergman (Soc. de méd. de Berlin, 1889). — Cancer de l'estomac, le malade a été opéré en 1887 et deux ans après. Bergman le présenta comme guéri à la Société. Mais, le 16 octobre 1889, Juergens a appris que le malade venait de mourir à la Charité et à l'autopsie, il trouva un cancer en plaque sur la petite courbure dissimulée par le lobe gauche du foie.

OBSERVATIONS CXXXI A CXXXV.

Angerer de (Munich) (XVIII° Congrès de chirurgie allemande, 1889) a fait cinq pylorectomies pour cancer.

Cinq morts rapides.

OBSERVATION CXXXVI.

Connor (Cincinnati) Medic. News, novembre 1884, p. 578) est le seul qui ait fait chez l'homme une résection de la totalité de l'estomac.

Mort de choc pendant l'opération.

OBSERVATION CXXXVII.

Bardeleben (Annales de la Charité de Berlin, 1885), a fait une résection laborieuse pour un cancer du pylore.

Mort rapide. A l'autopsie il trouve des ganglions dégénérés qui avaient passé inaperçus pendant l'opération.

OBSERVATION CXXXVIII.

Rossander (Stockholm) (*Centralblatt f. Chirurgie*, février 1890, p. 102). Résection du pylore, adhérences avec le pancréas. Extirpation d'un noyau de la grosseur d'un pois, dans l'épaisseur du pancréas. Hémorrhagie considérable nécessitant la ligature en masse du pancréas. Mort quatre jours après.

OBSERVATION CXXXIX.

Rawdon (de Liverpool) (*The Lancet*, 1890), a réséqué un pylore cancéreux. Guérison opératoire. L'intérêt de son observation consiste en ce qu'il a légèrement modifié la méthode des plaques d'os décalcifié de Senn. (Voy. *Mém.* de Jonnesco, in *Gaz. des hôp.*, 1891, p. 588.)

OBSERVATION CXL.

Fischer (de Breslau) (*Centralbl f. Chir.*, 1888), au cours d'une laparotomie a trouvé un cancer occupant et ulcérant presque toute la paroi antérieure de l'estomac. Adhérences de la tumeur avec une tumeur ulcérée de l'ombilic grosse comme un poing : communiquant aussi par une fistule avec le côlon. Extirpation de toute la paroi malade. Suture de la grande courbure de l'estomac à la petite emboîtant l'extrémité libre du duodenum. Fixation des deux bouts du côlon dans la plaie abdominale, après résection de la fistule côlique. Guérison opératoire(?); mort peu après d'un cancer du foie.

OBSERVATION CXLI.

Cancer de l'estomac. — Résection, par M. *Porges* (*Société império-royale des médecins de Vienne*, 6 février 1891). — Néoplasme développé au niveau de la grande courbure de l'estomac. La moitié de la périphérie de l'organe est envahie. Résection de 17 centimètres de paroi sur 16 centimètres de large (26 août 1890). Opération facile. Pas de résection. Le malade a augmenté de 18 kilogrammes et demi.

OBSERVATIONS CXLII et CXLIII.

Kocher (cité par Streit in *Deutsch. Zeitschr. f. Chirurgie*, XXVII, p. 410) a fait deux pylorectomies pour cancer. Un des malades n'est pas mort au bout de deux ans. L'autre est mort de récidive, six mois après l'opération.

En ajoutant à ces 143 observations de résections de l'estomac, les 4 pylorectomies citées dans le chapitre III de cette Iᵣᵉ partie (opérations diverses) à propos de l'opération de Billroth (pylorectomie combinée avec la gastro-entérostomie), on arrive à un total de 147 observations. Enfin si l'on fait un total général comprenant les pylorectomies étrangères et les six résections de l'estomac publiées dans le chapitre Iᵉʳ de la IIᵉ partie de ce mémoire, on trouve le chiffre de 153.

CHAPITRE II

GASTRO-ENTÉROSTOMIES ÉTRANGÈRES

J'ai dû, pour ma statistique des gastro-entérostomies, faire le même travail que dans le chapitre précédent. Ici encore, les chiffres sont grossis par l'addition de faits qui ont déjà figuré dans des travaux antérieurs. Il faut donc encore faire un triage soigné, quitte à voir le total diminuer un peu. L'étude qu'on pourra faire de la statistique ainsi épurée, pour ainsi dire, ne saurait que gagner en précision.

Comme je l'ai déjà dit, c'est Wölfler, alors assistant de Billroth, qui, le 28 septembre 1881, fit le premier cette opération.

C'est donc tout naturellement par la relation de cette observation princeps que nous commencerons notre série. On verra, par la suite, que la gastro-entérostomie, qui s'est présentée d'abord comme une opération de nécessité, est devenue actuellement une opération de choix dans la grande majorité des cas.

OBSERVATION I.

Wölfler (Clinique de Billroth). — Homme de trente-huit ans, avec une dilatation de l'estomac causée par une tumeur cancéreuse du pylore et souffrant de vomissements incoercibles et d'impossibilité de l'alimentation. Incision exploratrice le 28, en vue de reconnaître la possibilité de la résection du pylore. Le pancréas est envahi ainsi que l'épiploon gastro-hépatique. Wölfler se décide à établir une communication entre l'estomac et l'intestin grêle.

Incision de 5 centimètres près de la grande courbure de l'estomac, au-dessus de l'insertion du gros épiploon ; une anse intestinale est ouverte dans une même étendue de son bord libre ; puis les bords de l'incision de l'anse intestinale sont fixés aux bords de l'incision gastrique par une double suture de la muqueuse, de la séreuse (suture de Lembert modifiée pas Wölfler). Toilette complète de la région. Pansement à l'iodoforme. Aucun accident consécutif. Le huitième jour le malade pouvait prendre et consommer des aliments solides : quatre semaines après, l'état général était amélioré, les digestions n'étaient pas douloureuses et les selles normales.

OBSERVATION II.

Fischer (*Deutsche Zeitschr. f. Chirurgie*, t. XVII, p. 573, 1882), cite une gastro-entérostomie faite par Lücke, dans le service de Kussmaul à Strasbourg, le 25 mai 1882. C'était une femme de trente-deux ans, à qui on avait fait l'ovariotomie un an auparavant. Devant l'impossibilité d'extirper la tumeur adhérente, Lücke fit l'opération de Wölfler.

Guérison. — Malade revue le 1er août en bon état.

OBSERVATION III.

Kocher (*Corresp. Blatt f. Schweizer Aerzte*, décembre 1883), le 5 juin 1882, chez un homme de cinquante ans, dut renoncer à faire la pylorectomie. La tumeur, qui avait paru mobile, était très adhérente; il y avait des ganglions dégénérés et des nodules cancéreux sur le péritoine. Il fit la gastro-entérostomie.

Le soir vomissements de matières noires fétides. Kocher ouvre de nouveau le ventre, sépare l'estomac de l'intestin et remet ces organes dans leur position naturelle.

Mort le lendemain matin.

OBSERVATION IV.

Cancer du pylore. Gastro-entérostomie, par *Courvoisier* (de Bâle), octobre 1883. — Mort dix jours après l'opération.

Femme de cinquante-six ans. Souffre de l'estomac depuis cinq à six semaines. Depuis un mois, la malade s'est aperçu de la présence d'une tumeur du volume d'une noix au creux épigastrique, jouissant d'une « grande mobilité ». — Constipation, dépérissement.

A l'ouverture du ventre, on trouve des adhérences avec le côlon transverse, le pancréas et le ligament hépato-duodénal; tous ces organes sont fondus en une masse commune du volume d'une orange.

On fait la gastro-entérostomie qui dure deux heures cinquante minutes. Mort de péritonite dix jours après.

A l'autopsie, infiltration phlegmoneuse diffuse du muscle droit. Péritonite généralisée. Dans la région ombilicale et en arrière de l'épiploon, abcès du volume du poing, avec gaz fétides, en libre communication avec l'intestin. Estomac distendu par un liquide brunâtre, nauséabond. Le cancer du pylore est intimement adhérent à la tête du pancréas et au côlon transverse.

[C'est dans cette opération que, pour la première fois, on eut l'idée de faire passer l'anse intestinale à travers une boutonnière du mésocôlon transverse (*Centralbl. f. Chirurgie*, n° 49, p. 794, 1883).]

OBSERVATION V.

Joseph Ranschoff et *Wittaker* (*Cincinnati Acad. of Med.*, 3 novembre 1884) ont perdu un malade après une gastro-entérostomie.

Le diagnostic n'avait pas été porté avant la laparotomie; on ne sentait aucune trace de tumeur. On vit que la tumeur, de 2 pouces de long, occupait toute la circonférence du pylore et se dérobait sous le foie. L'anse abouchée sur la paroi antérieure de l'estomac siégeait à 8 ou 10 pouces de l'extrémité du duodénum.

OBSERVATION VI.

Rydygier (XIe Congrès des chir. allem.), a fait sur un homme de cinquante-quatre ans un gastro-entérostomie pour cancer du pylore inopérable. Mort le quatrième jour de gastrorrhagie. Le sang venait de la plaie de l'estomac, mais ne passait pas dans la cavité péritonéale.

OBSERVATION VII.

Socin (*Correspond. Blatt f. Schweizer Aerzte*, n° 21, p. 513, novembre 1884) donne la suite de l'observation de pylorectomie qu'il a faite le 15 juillet 1883.

Il fit la gastro-entérostomie le 15 juillet 1884. Durée : une heure et quart. Suites simples; quatre mois après, la malade avait augmenté de vingt et une livres et demie.

[C'est la première gastro-entérostomie suivie de succès chez une opérée de gastrectomie.]

OBSERVATION VIII.

Arthur Barker (dans le *Brit. med. Journ.*, décembre 1885, p. 1062) publie un cas de gastro-jéjunostomie suivi de guérison opératoire. Il s'agissait d'une petite tumeur mobile pour le diagnostic de laquelle on hésite entre un cancer mobile du pylore ou un rein déplacé. La femme a trente-sept ans et après la laparotomie on trouve des ganglions dégénérés. Barker se décide alors pour la gastro-entérostomie. Quelques vomissements fécaloïdes les jours suivants.

OBSERVATION IX.

Thomas Morse (dans le *Brit. med. Journ.*, mars 1886, p. 488) publie la relation d'une gastro-entérostomie suivie de mort trente heures après l'opération. La malade avait soixante-cinq ans, la tumeur pylorique était très mobile, mais il y avait des nodules cancéreux sur l'épiploon, ce qui fit rejeter la pylorectomie. Durée de l'opération, une heure trente-cinq minutes.

OBSERVATION X.

Gastro-entérostomie, par *Roux* (de Lausanne) (in *Rapp.* de Monod, *Soc. de chir.*). — Femme cinquante-huit ans, atteinte d'accidents dyspeptiques depuis six mois environ. A son entrée à l'hôpital, elle présente tous les signes d'une sténose pylorique poussée à l'extrême ; aucun aliment ne passe ; les liquides eux-mêmes sont le plus souvent rejetés, la maigreur est extrême, sans teinte cachectique, tumeur pylorique évidente, peu mobile. Malgré l'état général lamentable, M. Roux se décide à une intervention, demandée d'ailleurs par la malade ; c'est à la gastro-entérosmie que l'on aura recours, si la résection du pylore est reconnue impossible ou par trop laborieuse. La malade reçoit auparavant des lavements nutritifs, l'estomac est lavé et l'on y introduit un peu de bouillon additionné de peptone.

Opération le 21 juin 1888. Nouveau lavage de l'estomac à l'eau boriquée tiède. Incision sur la ligne blanche, longue de 12 centimètres, descendant à 4 centimètres au-dessous de l'ombilic. La tumeur apparaît, elle occupe le pylore et infiltre légèrement la portion pylorique de l'estomac ; elle a des adhérences en arrière.

Le mal est trop étendu pour qu'on puisse songer à l'excision, on se décide à faire la gastro-entérostomie, après avoir un peu prolongé l'incision par en bas. La communication entre l'estomac et l'intestin est rapidement établie, suivant le procédé de l'auteur, et les parois abdominales suturées. Le choc traumatique est considérable, le pouls très faible. Lavements nutritifs, champagne. Le lendemain matin la faiblesse est toujours grande, légère cyanose. L'état va rapidement s'aggravant et la malade s'éteint vers midi. L'autopsie montre qu'il n'y a aucune trace de réaction du péritoine, la suture est en parfait état ; le pylore est rétréci au point de laisser à peine passer une pince à disséquer. Pour M. Roux la malade a été opérée trop tard ; la mort est surtout due à l'état d'inanition où elle était parvenue.

OBSERVATIONS XI et XII.

F. Fritzsche (*Corresp. Blatt f. Schweizer Aerzte*, n° 15, août 1888), a fait deux gastro-entérostomies suivies de succès.

OBSERVATION XIII.

Gastro-entérostomie, par *Roux* (de Lausanne) (In *rapp.* de Monod, *Soc. de chir.*). — *Guérison.* — Femme de cinquante-trois ans, troubles digestifs depuis plusieurs années ; mais surtout depuis le printemps de 1887. Elle présente à son entrée tous les signes d'un cancer du pylore avec sténose. Amaigrissement, pas de cachexie. L'opération est proposée et acceptée. Même préparation de la malade. Opération le 1er septembre 1888 ; incision de 12 centimètres ; on découvre un carcinome volumineux du pylore

adhérent au côlon, dont l'incision n'est pas possible. Gastro-entérostomie ;
choc opératoire peu considérable ; une cuillerée à café de champagne
toutes les deux heures. Dans l'après-midi, deux selles liquides, deux lavements nutritifs additionnés de 25 gouttes de laudanum. Pouls 80. La
malade ne se plaint que d'une légère douleur à l'ombilic quand elle a
avalé. Le lendemain et le surlendemain, bon état, température normale,
lavements nutritifs et champagne. Le troisième jour, un peu de bouillon
et de lait. Le sixième jour, premier pansement, réunion par première
intention, on ôte les fils. Demi-verre de bouillon toutes les deux heures,
champagne entre deux ; à midi et le soir, le bouillon contient un jaune
d'œuf. Le huitième jour, on remplace le champagne par du bordeaux ; à
midi et le soir un peu de cervelle fort bien supportée ; toujours quatre
lavements nutritifs. Le neuvième jour, la malade s'assied sur son lit ; le
onzième jour, elle se lève sur un fauteuil et supporte fort bien un beef-
steak. Depuis lors, l'état général a été s'améliorant de jour en jour, les
forces reviennent peu à peu, l'estomac supporte tout ce qu'on lui donne ;
la malade sent que tout passe facilement.

[J'ai écrit à M. Roux pour savoir ce qu'était devenue sa malade. Il vient
de me répondre qu'après quelques semaines de mieux et de digestion en
apparence normale, avec augmentation de poids et meilleure apparence,
elle a rapidement décliné et s'est littéralement éteinte les derniers jours
de novembre ou les premiers jours de décembre de la même année, soit
trois mois après l'opération.]

OBSERVATION XIV.

Gastro-entérostomie, par *Kocher,* citée par *Monod* (Soc. de chir.) L'opération
a été faite le 25 oct. 1888). — Le 6 novembre la malade était assez bien
pour quitter l'hôpital lorsqu'elle mourut presque subitement avant d'avoir
gagné la rue. L'autopsie montra une rupture de l'estomac au niveau du
cancer. On peut constater, d'autre part, bonne la réussite de l'abouchement
gastro-intestinal. Kocher avait, dans ce cas, mis en œuvre un procédé
particulier d'incision et de suture des viscères se rapprochent beaucoup de
celui de Courvoisier.

OBSERVATION XV.

Herbert W. Page (*Medic. chirurg. Transactions,* LXXVII, p. 373, 1889). —
Homme de quarante-huit ans atteint d'un cancer pylorique limité et
mobile. Envahissement des ganglions rétro-gastriques qui décide Page à
faire la gastro-entérostomie. Hémorrhagie considérable pendant la section
de l'intestin. Opération très pénible, de trois heures quarante minutes de
durée.

Mort brusque par syncope dix semaines après l'opération.

OBSERVATION XVI.

Hahn (XVIe Congr. chir. allem.). — Diagnostic : rétrécissement du pylore.

En opérant on trouve une tumeur grosse comme une pomme. C'est un carcinome inopérable par adhérences.

Gastro-entérostomie. La guérison se maintient depuis deux ans. Était-ce un carcinome ? dit Hahn.

OBSERVATION XVII.

E.-S. Perman (de Stockholm) publie, en 1889, un fait de gastro-entérostomie chez un malade de cinquante-trois ans atteint de cancer de l'estomac. Mort de faiblesse dix-sept heures après.

OBSERVATION XVIII.

E.-S. Perman (de Stockholm) publie, en 1889, un cas de gastro-entérostomie pour un cancer de l'estomac chez un homme de quarante-deux ans. Guérison avec disparition des douleurs.

OBSERVATION XIX.

E.-S. Perman (de Stockholm) publie, en 1889, un cas de cancer de l'estomac avec tumeur épigastrique. Les adhérences sont telles qu'il renonce à la pylorectomie et fait une gastro-entérostomie. Mort de pneumonie quatre jours après.

OBSERVATION XX.

William Clarke (*Brit. med. Journ.*, p. 1089, nov. 1890) a obtenu en un mois la guérison opératoire d'une gastro-entérostomie. Il s'agissait d'un homme de quarante-huit ans atteint de cancer mobile du pylore (introduction de plaques d'os décalcifié et sutures à la soie sur les plaques).

OBSERVATION XXI.

Beatson (dans le volume II de la *Lancet* de 1890, p. 761) publie un cas de gastro-entérostomie pour un cancer du pylore chez un homme de quarante-cinq ans. Il prit une anse au hasard, choisissant celle qui s'appliquait le plus facilement sur l'estomac sans s'occuper du duodénum (plaques d'os décalcifié). Durée de l'opération : une demi-heure. Mort d'épuisement le second jour.

OBSERVATION XXII.

Beatson (*loc. cit.*) cite un cas de gastro-entérostomie sur un homme de cinquante-huit ans, très affaibli par un cancer du pylore.

Même opération que précédemment, en insistant sur l'utilité des plaques d'os décalcifié indépendamment des sutures. Durée de l'opération : trois quarts d'heure.

Mort à la suite d'un refroidissement quatre semaines après l'opération (alimentation buccale aussitòt après l'opération).

OBSERVATION XXIII.

H. Tuholske (*Med. News*, 10 mai 1890), chez un syphilitique âgé de trente ans — atteint d'un épithélioma du pylore formant tumeur dans le flanc droit — a pratiqué la gastro-entérostomie bien que la tumeur fût mobile et petite (volume d'une noix).
Mort de choc trente-six heures après.

OBSERVATIONS XXIV à XXIX.

Novaro (Congrès de Berlin, 1890) cite dans sa pratique six gastro-entérostomies pour cancer de l'estomac. Il ne donne pas de détails opératoires et se borne à dire que la survie a été de trois à dix-neuf mois.

OBSERVATIONS XXIX à XXXIV.

Bernays (de Saint-Louis, Missouri), au Congrès de Berlin (1890), dit qu'après avoir fait six gastro-entérostomies pour cancer de l'estomac il a renoncé à cette opération à cause de ses résultats peu satisfaisants. Il n'a jamais eu que peu ou pas d'amélioration après ses gastro-entérostomies.

OBSERVATIONS XXXV à LXI.

Billroth (Congrès de Berlin, 1890) a réussi les gastro-entérostomies pour cancer de l'estomac faites dans son service par Wölfler, von Hacker, Salzer et Eiselsberg. En défalquant l'observation publiée plus haut et due à Wölfler, il reste 27 opérations avec 14 morts et 13 guérisons opératoires. Chez les 13 survivants, la mort est survenue dans une période variant entre un et quatorze mois.

OBSERVATION LXII à LXXII.

Lauenstein (de Hambourg) (Congrès de Berlin, 1890) a fait onze gastro-entérostomies dont deux seulement ont occasionné la mort dans les vingt-quatre heures qui ont suivi l'opération. L'une d'elle remonte au 15 décembre 1881.
Lauenstein, 15 décembre 1881 (*Arch. de Langenbeck*, Bd. XXVIII). — Homme de cinquante ans, bien portant jusqu'au commencement de juin.
Depuis cette époque il a de violentes douleurs d'estomac accompagnées de temps en temps de vomissements. Il y a six semaines qu'il s'est aperçu de la présence d'une tumeur à droite de l'ombilic. Depuis les dernières semaines les vomissements sont devenus plus fréquents, très abondants, suivant les repas de quelques heures. Depuis trois mois il a perdu 50 livres.

A son entrée, le 17 novembre 1881, il a cependant un appétit encore passable, les muqueuses pâles, l'haleine fétide, une exagération très marquée de la sécrétion salivaire. Ce liquide lui coule de la bouche en grande quantité. Les poumons sont emphysémateux, les battements du cœur faibles, le pouls très petit, avec soixante-cinq pulsations par minute.

L'estomac présente une certaine dilatation, sa grande courbure se trouvant à deux doigts au-dessous de l'ombilic.

A droite et en haut de l'ombilic on trouve une tumeur un peu moins grosse que le poing, lisse, un peu mobile.

Vu la faiblesse du malade, on lui fait, le 12 décembre, une transfusion intra-péritonéale de 500 grammes de sang humain frais et défibriné. L'opération réussit très bien.

Le 15 décembre on procède à l'incision de la paroi abdominale. On trouve alors le pylore dur, épaissi, et derrière lui une tumeur très adhérente au pylore lui-même et à la tête du pancréas. Dans le grand et le petit épiploon, un certain nombre de ganglions infiltrés gros comme des cerises. L'infiltration du pylore s'étend sur la petite courbure, et derrière elle on trouve d'autres ganglions qui semblent se continuer avec la tumeur du pylore.

Devant cet état de choses, on renonça à l'opération de la résection, et on établit une fistule gastro-intestinale.

Le malade mourut le 18 décembre au matin.

OBSERVATION LXXIII.

C. Studsgaard (Centralblatt für Chirurgie, n° 27, p. 535, 4 juillet 1891 ; observations publiées par J. Bondesen de Copenhague). — *Gastro-entérostomie pour cancer de l'estomac* (hôpital de Copenhague). — Femme de trente-sept ans, souffrant depuis un an de douleurs et de vomissements répétés ; affaiblissement considérable. Laparotomie : tumeur du pylore (du volume du poing) adhérant intimement au pancréas. La gastro-entérostomie fut faite de telle sorte qu'une anse du jéjunum, distante de 20 centimètres du duodénum fut anastomosée avec la grande courbure de l'estomac en passant au travers d'une ouverture faite suivant la méthode de Courvoisier au ligament gastro-colique. Les viscères purent être attirés au dehors ce qui permit de faire les sutures en dehors de la cavité abdominale. Durée de l'opération : une heure et demie.

Mort sept heures après dans le collapsus.

A l'autopsie, on put constater que l'opération avait été parfaitement bien faite.

OBSERVATION LXXIV.

C. Studsgaard (même source que la précédente). — Femme de trente-trois ans, malade depuis un an et demi, très amaigrie. Au cours de la laparotomie, Studsgaard trouve une tumeur du pylore de la grosseur d'un œuf, immobile et fixée au pancréas aussi bien qu'au côté droit de la colonne vertébrale. Une anse du jéjunum, assez éloignée du duodénum pour pouvoir être amenée sans tiraillement par-dessus le grand épiploon et le côlon transverse, fut soudée à la paroi antérieure de l'estomac au niveau de la grande courbure, à une distance de 4 à 5 centimètres de la tumeur du pylore. Durée de l'opération : deux heures. Aucun incident à noter. Les douleurs diminuent après l'opération : la malade supporte une alimentation ordinaire : elle n'a jamais eu de vomissements : elle vit encore six mois après l'opération.

OBSERVATION LXXV.

Clarke (*The Lancet*, 6 décembre 1890). — Observation de gastro-entérostomie. Guérison opératoire.

OBSERVATION LXXVI.

Carl Koch (*Munch. med. Woch.*, 9 décembre 1890). — Cancer du pylore. Gastro-entérostomie. Guérison opératoire.

OBSERVATION LXXVII.

Stamm (*Med. News*, 1er févr. 1889). — Relation d'une opération de gastro-entérostomie par la méthode de Senn. Le cancer obstruait presque complètement le pylore.

OBSERVATION LXXVIII.

Stansfield (*Brit. med. Journ.* 8 févr. 1889). — Observation de gastro-entérostomie suivie de guérison opératoire.

OBSERVATION LXXIX.

Hahn (*Berl. Klin. Woch.*, 14 décembre 1885) cite deux gastro-entérostomies dans sa pratique. Nous en avons déjà relevé une (voir notre n° XVI). Nous avons donc à défalquer ici une observation sur deux.

OBSERVATION LXXX.

Lees (*Royal medic. and chirurg. Society*, mai 1889) a fait une gastro-entérostomie sur un cancéreux très affaibli, très cachectique. L'opéré a survécu pendant dix semaines.

OBSERVATIONS LXXXI a LXXXVI.

Angerer (de Munich) (XVIIIe Congrès de chirurgie allemande, 1889) a fait six gastro-entérostomies. Un seul de ces malades est vivant après dix-huit mois.

OBSERVATION LXXXVII.

Postemski (Congrès de Naples, 1888) a opéré de gastro-entérostomie une maladie qui a survécu six mois à l'opération.
Mort des progrès de la cachexie cancéreuse.

OBSERVATION LXXXVIII a XC.

Rydygier (cité par M. Monod dans son rapport à la Soc. de chir.) a fait trois fois la gastro-entérostomie pour cancer. Ces trois opérations ont été suivies de succès opératoire.

OBSERVATION XCI a XCXVIII.

Lücke (cité dans l'important mémoire de Rockwitz, son assistant, en 1887) a fait huit gastro-entérostomies avec un plein succès, sauf dans un cas où le malade mourut quatorze jours après l'opération, avec de l'inanition et une pneumonie terminale.

OBSERVATION XCXIX.

Jesset (cité par Monod à la Soc. de chir.) a fait une gastro-entérostomie. La mort est survenue le dixième jour.

En ajoutant à ces 99 observations les 4 gastro-entérostomies citées dans le chapitre suivant, sous la rubrique « Opérations de Billroth », on arrive à un total de 103 gastro-entérostomies faites à l'étranger. Et, en comptant les 2 opérations faites en France, on peut fixer le total général à 105.

CHAPITRE III

En lisant la première observation de gastro-entérostomie de
Wölfler, on voit que c'est devant l'impossibilité d'extirper la
tumeur, que l'opérateur a conçu un nouveau plan opératoire·
Dans toutes les observations rassemblées dans ce chapitre il en
est à peu près de même. Le chirurgien, se heurtant à des difficultés qui n'avaient pas été prévues avant la laparotomie, s'est
livré à son inspiration du moment et a pratiqué une opération
plus ou moins rationnelle. Mais il faut bien le dire : l'opération
de Wölfler est entrée de plain-pied dans la pratique, tandis que
celles dont il me reste à parler sont restées pour ainsi dire isolées
et n'ont pas trouvé d'imitateurs.

Je signalerai d'abord un fait qui a été mis en lumière au Congrès de 1890 à Berlin et que je ne trouve mentionné nulle part
ailleurs. L'observation en est due à Czerny : il est probable que
les faits qui ont été étudiés par cet auteur sont de la plus extrême
rareté. L'autorité de ce chirurgien doit cependant attirer l'attention.

A. — *Énucléation de la tumeur sans ouverture de la cavité gastrique.*

Czerny a étudié des tumeurs des parois de l'estomac, qui sont
analogues aux sarcomes et qu'il faut distinguer des cancers au
point de vue chirurgical. Il a pu les extirper sans ouvrir l'estomac, car elles sont sous-muqueuses.

Dans deux cas il a observé ces tumeurs et il a refermé la plaie
après l'extirpation sans que la cavité de l'estomac ait été ouverte.

Il est bien entendu que le diagnostic ne saurait être porté même pendant la chloroformisation. Ce n'est qu'après la laparotomie, que, la tumeur dans la main, on pourra — peut-être — penser à ces sarcomes sous-muqueux. Encore faudrait-il que la tumeur fût bien nettement limitée, sans la moindre trace d'infiltration diffuse et d'induration périphérique; que la mobilité soit parfaite en tous sens et même que la tumeur puisse presque rouler dans l'épaisseur de la paroi stomacale. Ce sont les conditions dans lesquelles Czerny a opéré. Mais je doute vraiment que pareille circonstance se retrouve aisément. Il n'en est pas moins vrai qu'on pourra songer à l'opération de Czerny quand, après la laparotomie, on arrivera sur une tumeur présentant quelques-uns des caractères ci-dessus énoncés.

B. — *Emploi du tube siphon.*

Je ne trouve qu'une observation dans laquelle ce moyen ait été employé systématiquement. Le résultat obtenu est pourtant assez encourageant. Mais l'application doit être difficile et dangereuse. C'est James Russell (*Brit. Med. Journ.*, p. 375, févr. 1884) qui, dans un cas de cancer du pylore, a employé le tube siphon. Ce moyen lui a servi pendant cinq ans. Cette survie est vraiment considérable et méritait d'être signalée ici. Je rapprocherai de cette observation le fait dont parle Hahn dans le *Berliner Klinik Wochenschrift* du 14 décembre 85.

Dans un cas, dit cet auteur, ne pouvant détacher un cancer du pylore de ses adhérences, je me décidai à établir une large fistule gastrique et à faire passer une sonde œsophagienne à travers le pylore rétréci. La malade, alimentée au moyen d'injections duodénales, put vivre plusieurs semaines.

Ce résultat, il faut bien le dire, n'est guère encourageant.

C. — *Dilatation digitale du pylore cancéreux sans ouvrir l'estomac* (Opération de Hahn).

Tout est préparé pour une pylorectomie, le malade est chloroformé, le péritoine incisé. On introduit la main au niveau de l'estomac, et on s'aperçoit qu'il est impossible de faire une résection, soit que la tumeur présente des connexions intimes avec les organes voisins, soit que le péritoine ait été envahi par la carcinose, etc. On cherche alors une anse d'intestin pour faire une gastro-entérostomie. Mais, si d'autres conditions s'opposent à la possibilité de cette intervention, on pourra, dans quelques cas, avant de refermer la cavité abdominale, imiter la conduite de Hahn en pareille circonstance. Il est vrai que lorsque Hahn imagina ce procédé, il ne connaissait pas encore les travaux de Loreta sur la divulsion digitale des rétrécissements cicatriciels du pylore; pas plus, d'ailleurs, que la gastro-entérostomie, car la première opération de Wölfler est postérieure à l'observation publiée par Hahn.

Dans le cas cité par Eug. Hahn (*Berl. Klin. Woch.* du 14 déc. 1885), il y avait impossibilité de faire l'extirpation du cancer. Ce chirurgien fit alors la dilatation digitale du pylore sans ouvrir l'estomac, en introduisant simplement dans le rétrécissement *son doigt coiffé de la paroi gastrique antérieure*. Le malade a été soulagé pendant quelques semaines.

Hahn se hâte d'ajouter qu'il fera dorénavant la gastro-entérostomie. Cependant, je le répète, au cas où cette dernière opération serait jugée impraticable, on pourra songer à dilater le pylore sans ouvrir l'estomac, avec le doigt coiffé de la paroi gastrique. Cette manœuvre est d'ailleurs facilitée par la dilatation de l'estomac en amont du point coarcté et par l'amincissement consécutif des parois distendues. Cette intervention est assurément moins grave que l'établissement de la fistule gastrique avec sonde diapylorique à demeure. Or, dans les deux cas connus, elle a donné des résultats aussi satisfaisants que la précédente en tant qu'opération palliative. C'est donc à elle qu'on devra donner la préférence, lorsque, par exception, on ne pourra pas faire la gastro-entérostomie. Puisqu'il s'agit d'opérations palliatives, on ne saurait hésiter entre deux opérations à mérite égal dont l'une laisse après elle une fistule gastrique, tandis que l'autre permet de ne pas même ouvrir l'estomac. Cette opération de Hahn serait même de beaucoup préférable à celle dont je vais parler maintenant si elle donne des résultats sensiblement analogues.

D. — *Divulsion digitale du pylore cancéreux après gastrostomie.*

La vulgarisation de l'opération de Loreta dans les rétrécissements cicatriciels, devait conduire à une tentative analogue dans le cas d'obstruction cancéreuse du pylore. C'est à Lyon que cet essai a été fait, et je dois dire que le résultat a été aussi peu favorable que possible. D'ailleurs, comme on va le voir, il y a eu là plusieurs séances de dilatation digitale, avec introduction d'une sonde œsophagienne par la fistule gastrique, dans l'intervalle des séances.

Nous trouvons la relation de ce fait dans le *Lyon médical* du 16 mai 1886.

L'observation est due à P. Bertoye.

Il s'agissait d'une femme de quarante-sept ans, atteinte du cancer du pylore avec tumeur et cachexie profonde. Daniel Mollière fit la gastrostomie, puis dilata l'orifice pylorique avec le doigt. Sonde à demeure dans l'orifice. Neuf jours après, seconde séance de dilatation digitale. Le onzième jour, troisième séance. Alimentation par le retum et par la sonde pylorique.

Mort le dix-huitième jour, sans vomissements.

A l'autopsie pas de péritonite.

Il est inutile d'ajouter des commentaires. Je pense que Daniel Mollière trouvera peu d'imitateurs et que l'opération de Lreota sera définitivement jugée inapplicable au cancer du pylore.

E. — *Grattage et curettage de l'estomac cancéreux.*

Augustin Bernays (de Saint-Louis, Missouri) a publié deux intéressantes observations sur ce sujet dans les *Annales of Surgery*, p. 489, déc. 1887). *A priori*, on a quelque répugnance à admettre la possibilité d'une pareille intervention, on se demande comment on pourra tarir l'hémorrhagie, comment on évitera de

perforer les parois malades de l'estomac et enfin comment le
néoplasme se comportera à la suite de ce traitement. Cependant
les faits sont là et leur exposé est plus éloquent que toutes les
considérations possibles.

Dans la première observation, il s'agit d'un homme de quarante-huit ans,
malade depuis six mois. Tumeur *mobile*, grosse comme le poing, dans la région pylorique. Diagnostic évident. Laparotomie le 5 juin 1887. Adhérences intimes au pancréas et à de nombreux ganglions dégénérés. Devant
l'impossibilité de faire la résection, Bernays suture la paroi de l'estomac à
la plaie abdominale, l'incise et avec le doigt enlève dans la cavité stomacale des bourgeons cancéreux. Malgré une abondante hémorrhagie, il
achève l'opération avec une curette jusqu'à ce qu'il arrive sur un tissu
induré. Le carcinome ainsi morcelé pesait près de 500 grammes. Suites béni-
gnes. Le sixième jour tous les points de suture sont enlevés et le dixième
le malade se lève. Quitte l'hôpital le vingt et unième jour. Deux mois après
pas de récidive, on ferme la fistule.

Le 20 septembre, on rouvre la fistule et on enlève à la curette 60 grammes de la tumeur ; guérison rapide ; on laisse la fistule subsister pour les
opérations ultérieures.

La seconde observation est aussi démonstrative.

Femme de cinquante et un ans. Tumeur cancéreuse évidente entre l'ombilic et le sternum. Le 20 juillet on se décide à faire la résection, tant la
tumeur paraissait mobile. Mais on trouve des noyaux cancéreux dans le
péritoine et des adhérences au pancréas. Bernays fait alors comme précédemment la gastrostomie, et comme le doigt ne peut franchir le pylore circonscrit par un anneau squirrheux, il creuse un canal à travers la masse
avec la curette tranchante. Pas d'hémorrhagie. Guérison rapide avec une
fistule rétractée. L'embonpoint revient.

J'ajouterai que trois ans après la publication de ces observations, Bernays, au Congrès de Berlin de 1890, à insisté de nouveau
sur les bienfaits qu'on peut attendre du curettage de l'estomac
par une fistule gastrique. Kœnig s'est élevé avec vigueur contre
cette intervention, mais sans opposer des faits où des tentatives
de ce genre auraient été suivies d'accidents graves. Il a préconisé
la gastrectomie et la gastro-entérostomie, qu'il trouve bien moins
dangereuses que l'opération en question. Bernays a appuyé
encore sur ses observations personnelles de curettage de l'estomac et s'est même prononcé nettement contre la résection de

l'estomac aussi bien que contre la gastro-entérostomie. Il se borne en présence d'un cancer de l'estomac à faire la laparotomie et à pratiquer le grattage du cancer avec une curette de Volkmann. L'hémorrhagie est insignifiante, dit-il, elle s'arrête par l'application d'un peu de glace. Il a usé de ce procédé dans « plusieurs » cas très graves et l'intervention a été suivie d'améliorations considérables.

Tous les arguments *à priori* de Kœnig n'ont aucune valeur en présence des faits. Bernays est le seul qui ait de l'expérience à ce sujet et les résultats qu'il annonce sont des plus encourageants. C'est donc là une opération à retenir : elle n'a pas d'autre prétention que d'être palliative, mais il faut bien savoir qu'en fait de cancer de l'estomac il n'existe pas de « cure radicale ». Je reviendrai d'ailleurs bientôt sur ce point important. Pour ma part, je tiens le grattage et le curettage de l'estomac pour une opération appelée à rendre des services dans un certain nombre de cas et j'insiste sur ce fait.

C'est une intervention qui, théoriquement, semble dangereuse et presque inutile, mais qui, dans la pratique, a donné des résultats aussi bons et même meilleurs que bien des résections pyloriques et des gastro-entérostomies. Il était donc utile de s'arrêter un instant sur ce sujet.

Il me reste maintenant à parler d'une opération qui a été imaginée par Billroth et qui est loin de présenter la simplicité de la précédente.

F. — *Pylorectomie combinée avec la gastro-entérostomie* (Opération de Billroth).

L'énoncé de l'opération indique suffisamment en quoi elle consiste. On commence par faire l'opération de Wölfler, c'est-à-dire par appliquer avec soin une anse du jéjunum sur la paroi de l'estomac en amont du siège de la tumeur. Cela fait, on pratique l'extirpation de la tumeur en ayant soin qu'un aide ou une bonne ligature assure l'occlusion de la cavité gastro-duodénale. Lorsque la tumeur est enlevée, on invagine l'extrémité libre du duodénum dans la lumière du conduit en renversant ses bords et on ferme l'intestin avec soin par une suture de Lembert. On traite de même l'estomac au niveau de la section nécessitée par l'excision de la tumeur, on a, de la sorte, un cul-de-sac stomacal situé en aval de la communication gastro-jéjunale établie précédemment. On a de même une impasse duodéno-jéjunale située en amont de l'abouchement de l'estomac dans l'intestin. En d'autres termes, on a supprimé une partie du canal intestinal, et on ne laisse que les deux amorces saines dont les sécrétions glandulaires trouvent une voie d'écoulement facile du côté du nouveau canal de dérivation.

Depuis 1885, époque à laquelle Billroth, au XIV° Congrès de la Société allemande de chirurgie a fait connaître cette opération, j'ai noté trois nouvelles observations semblables, dont deux ont été pratiquées en Amérique par Tuholske (de Saint-Louis), et par W. Bull (de New-York). La troisième appartient à Billroth.

OBSERVATION I.

Pylorectomie combinée avec la gastro-entérostomie (XIV° Congrès de la Société allemande de chirurgie, 1885). — Cancer du pylore trop étendu pour permettre l'abouchement duodéno-gastrique. Billroth fit d'abord la gastro-entérostomie (méthode de Wölfler), puis isola la tumeur pylorique du côté du duodénum pendant qu'un assistant comprimait ce dernier. Il imagina ensuite le duodénum dans la lumière du conduit et le ferma par une suture de Lembert à deux étages. Il traita de même l'estomac après avoir réséqué la tumeur.

Eiselsberg, dans son important mémoire, cite une seconde opération de ce genre, faite par Billroth en 1888. On voit que les indications doivent être rare, puisque Billroth lui-même, le protagoniste de cette opération, n'a trouvé l'occasion de la répéter que plus de trois ans après avoir publié la première. Il faut ensuite arriver à 1890 pour en trouver de nouvelles relations.

Tuholske (de Saint-Louis) (*Medic. News*, 10 mai 1890) en rapporte une observation tirée de sa pratique avec des détails identiques à ceux décrits par Billroth et, dans le numéro du 10 mai 1890 du *British medical Journal*, (p. 1090). W.-T. Bull en publie une nouvelle observation.

Le reproche qu'on peut faire à cette conception opératoire est de prolonger considérablement la durée de l'intervention. On sait combien il est important dans la chirurgie gastro-intestinale, d'aller vite. On pourrait presque dire que d'après la durée de l'opération, l'issue peut être prévue. Il est vrai que si l'opération est longue, cela tient souvent aux difficultés qu'elle a présentées, ce qui aggrave déjà beaucoup le pronostic opératoire. Mais il est de vérité courante, dans la chirurgie abdominale, que la durée de l'opération est un facteur des plus importants au point de vue de la gravité de l'intervention, toutes choses égales d'ailleurs.

En résumé, toutes ces opérations ont été faites par nécessité : ce ne sont pas des opérations de choix. Il faut pourtant les avoir présentes à l'esprit lorsqu'on se trouve en présence de difficultés imprévues. Et, comme nous le dirons bientôt, il faut bien se persuader qu'il est à peu près impossible de faire un diagnostic précis avant d'avoir fait la laparotomie. Pour parer à toute surprise, on se rappellera ce qui a été fait par les différents chirurgiens qui ont pu se trouver aux prises avec de semblables difficultés. C'est à ce titre que les observations précédentes ont trouvé place ici.

On sera peut-être surpris de ne trouver dans la littérature allemande que relativement peu d'observations dans lesquelles, après une laparotomie exploratrice, on s'est borné à refermer la cavité abdominale sans intervenir autrement.

Voilà pourtant un fait qui date de 1881. Depuis cette époque les opérations de pylorectomie et de gastro-entérostomie se sont tellement vulgarisées à l'étranger, que les laparotomies exploratrices, non suivies d'opération, n'existent pour ainsi dire plus. Une fois l'abdomen ouvert, le chirurgien étranger fait toujours quelque chose, depuis la pylorectomie jusqu'à l'opération de Bernays.

Il est vrai que les cas de laparotomie exploratrice non suivis d'opération sont peut-être plus fréquents qu'on ne suppose, car on ne les publie pas, en général. Schœnborn, au Congrès des naturalistes allemands de 1889, en a cité plusieurs cas de sa pratique. Czerny en a fait douze et Kronlein quinze. Mais je fais remarquer seulement que la proportion est inverse à l'étranger de ce qu'elle est en France, comme nous le verrons au chapitre suivant.

INCISION EXPLORATRICE NON SUIVIE D'OPÉRATION.

Czerny, 17 octobre 1881 (*Arch. de Langenbeck*, Bd. XXVII, Hft. 4). — Femme de quarante et un ans, bien portante jusqu'il y [a trois ans. A cette époque elle ressentit de violentes douleurs à l'épigastre, douleurs qu'accompagnaient des vomissements de matières alimentaires ne contenant jamais de sang. Cet état s'amenda peu à peu jusqu'au printemps de 1881 où les mêmes symptômes reparurent accompagnés d'un amaigrissement et d'une perte de forces très marquée. Selles diarrhéiques, œdème des malléoles, disparition des règles.

A son entrée elle est très faible et on trouve à droite de l'ombilic une tumeur dure, de la grosseur d'un œuf d'oie.

Opération le 17 octobre 1881. Après l'incision on constate que la plus grande partie de la paroi antérieure de l'estomac est le siège d'une infiltration cancéreuse qui s'étend jusqu'au-dessus du cardia. En plus les ganglions lymphatiques du ligament gastro-hépatique sont infiltrés.

Dans ces conditions on ne crut pas devoir continuer l'opération et l'on referma la plaie abdominale qui guérit sans fièvre. La malade fut renvoyée chez elle le 6 novembre.

On voit jusqu'où doivent aller les lésions pour qu'à l'étranger on ne fasse pas d'opération.

DEUXIÈME PARTIE

PRATIQUE FRANÇAISE

Je me suis adressé à tous les chirurgiens des hôpitaux de
Paris et à un grand nombre de chirurgiens de province. J'ai
cherché dans toutes les thèses et dans toutes les publications,
dans les journaux, dans les mémoires et c'est le résultat de
cette enquête que je vais consigner dans ce chapitre. En d'autres
termes, on pourra juger ainsi de l'état d'esprit des chirurgiens
français au point de vue qui nous occupe.

Dans son édition de 1877, M. Le Fort s'exprimait ainsi (*Manuel
de médecine opératoire de Malgaigne*, p. 420, vol. II) :

« Lorsqu'on voulait, il y a une vingtaine d'années, se jouer de la
crédulité et de la naïveté d'un jeune camarade d'études, on lui
racontait que tel chirurgien connu pour ses excentricités opératoires avait extirpé un pylore cancéreux. Dans un recueil des
plus sérieux, les *Archives de Langenbech*, un chirurgien allemand, Gussenbauer, étudie sérieusement les procédés applicables
à la résection partielle de l'estomac cancéreux. Jusqu'à présent il
n'a pratiqué la résection que sur des chiens. Mais la marche que
suit depuis quelque temps la chirurgie d'outre-Rhin autorise
à prévoir que l'expérience ne tardera pas à être faite sur des
Allemands. »

On voit qu'à cette époque, on était loin de se douter de
l'avenir réservé à la chirurgie de l'estomac. C'était pourtant, il faut bien le dire, l'expression des idées généralement
admises, et on peut considérer cette page de M. Le Fort

comme le reflet de l'opinion à peu près unanime de ce temps-là!

C'est en 1879 que, pour la première fois sur l'homme, on tenta d'extirper une tumeur cancéreuse de l'estomac. L'observation de M. Péan est la première en date aussi bien à l'étranger qu'en France. Mais tandis que le chirurgien de Saint-Louis devait trouver chez nos voisins un nombre considérable d'imitateurs (cela ressort assez de la lecture des trois chapitres précédents) nous allons voir qu'il n'en a pas été de même en France.

Cependant l'attention était éveillée sur ce point. Dès 1881, on trouve dans les journaux de médecine, des revues générales où sont relatées les observations publiées à l'étranger. M. Maunoury (*Progr. méd.*, 1881, p. 945) commente sept observations allemandes dues à Rydygier, Billroth, Wölfler, Bardenheuer et Czerny. M. Troquard (*Journal de méd. de Bordeaux*) analyse de même les faits connus.

Enfin en 1883, paraissent à quelques mois de distance les thèses de Kahn (8 février 1883) et de Murie (décembre 1883). (Comme je le fais remarquer en relevant les observations publiées à l'étranger, Murie semble, dans sa thèse, n'avoir pas eu connaissance de celle de Kahn soutenue la même année.) A dater de cette époque, les observations étrangères se multiplient sous l'influence des études de Hacker, de Wölfler, de Billroth, etc.. On parle de la gastro-entérostomie ou opération de Wölfler, et lorsque M. Monod lit à la Société de chirurgie son remarquable rapport sur deux cas de gastro-entérostomies opérés pas le Dr Roux (de Lausanne), M. Pozzi vient donner la relation d'une opération de ce genre qu'il a pratiquée dans son service. C'est la première fois que la conduite de Wölfler est suivie en France. La date de l'opération faite par M. Pozzi est le 25 octobre 1887. Il semblait qu'après la discussion de la Société de chirurgie et les indications judicieuses données par M. Monod on allait voir l'intervention chirurgicale, dans le cancer de l'estomac, entrer pour ainsi dire, dans la pratique. Il n'en a rien été. La gastro-entérostomie n'a été faite qu'une fois depuis l'observation de M. Pozzi et nous en devons la relation inédite à l'obligeance de M. Péan. Elle a été pratiquée le 8 juin 1889.

Quant à la pylorectomie, ou la résection de la région stomacale dégénérée, nous avons pu en réunir six observations en tout. L'une, qui est la première en date, est de 1879 et appartient à M. Péan, comme nous l'avons déjà vu. Trois autres observations inédites, tirées de la pratique de M. Péan, nous ont été communiquées par ce chirurgien. Elles datent de 1888 et de 1889. Enfin la cinquième a été publiée par M. Wassilieff, dans la *Gazette des hôpitaux* du 4 novembre 1890. Elle est due à M. Reynier.

Je joins à ces cinq observations la relation d'une pylorectomie faite à Rio de Janeiro. Cette opération doit être placée parmi les pylorectomies françaises, car elle est due à M. Fort, et a été publiée dans la *Gazette des hôpitaux*, à Paris.

Est-ce à dire que le cancer de l'estomac restait chez nous entièrement aux mains des médecins? Il n'en est rien. Et, comme nous allons le voir, bien des tentatives ont été faites par nombre de chirurgiens de Paris pour tenter la cure opératoire, j'allais dire, radicale, du cancer de l'estomac. Mais, avant de relater les essais pour ainsi dire avortés dont je parle, il convient de citer les observations mentionnées plus haut.

J'adopterai ici la même division que dans la première partie de ce travail. Et cette seconde partie comprendra trois chapitres :

1° Les pylorectomies;

2° Les gastro-entérostomies;

3° Les opérations diverses.

CHAPITRE I

PYLORECTOMIES FRANÇAISES

Ici se place tout naturellement, comme observation princeps, la relation de l'opération pratiquée par M. Péan en 1879. Je la donne avec quelques détails à cause de son importance, puisqu'elle a été l'origine des efforts extraordinaires que la chirurgie fait chaque jour pour combattre le cancer de l'estomac.

OBSERVATION I.

Péan (*Gaz. des hôpit.* et *Traité des tum. de l'abdomen et du bassin*, 1880, p. 517). — X... atteint d'un rétrécissement organique du pylore tellement complet que depuis plusieurs semaines aucun aliment introduit dans l'estomac ne pouvait plus passer dans l'intestin. — Il en était résulté une dilatation énorme de l'estomac qui descendait au pubis, remplissant la cavité abdominale, et un danger imminent de mort par inanition. Depuis plus de quinze jours tous les aliments même liquides étaient vomis aussitôt qu'ingérés par la bouche. Seuls les lavements nutritifs étaient en partie conservés. Depuis trois mois le malade avait perdu 34 kilogrammes de son poids ; il était en proie à des souffrances horribles, à un découragement profond, et il avait l'intention bien arrêtée de se suicider si on ne se rendait à son désir de voir tenter une opération radicale. — La gastrotomie fut décidée et pratiquée le 9 avril 1879.

Une incision de cinq travers de doigt fut faite au-dessus et au-dessous de l'ombilic, un peu à gauche de ce dernier. On rencontra plusieurs vaisseaux artériels et veineux assez dilatés pour nécessiter le pincement temporaire. Le péritoine ouvert, on trouva l'estomac dilaté et formant au-devant des intestins une sorte d'outre gonflée dont on n'apercevait que la face antérieure. Des tractions, douces et méthodiques, firent découvrir en outre une tumeur dont le centre correspondait au pylore et dont les extrémités se perdaient dans l'estomac, ou sous le duodénum ; au niveau du bord inférieur de la courbure gastro-intestinale, la tumeur envoyait des prolongements sous forme de petits lobes irréguliers qui semblaient faire saillie à travers les feuillets péritonéaux du mésocôlon. La tumeur gastro-duodénale était en forme de boudin, un peu étalée vers l'estomac, et mesurait 6 centimètres dans le sens transversal, et 4 dans le sens vertical ; celle du mésocôlon avait la forme aplatie et le volume d'un macaron ordinaire.

M. Péan excisa d'abord l'estomac et le jéjunum au-dessus et au-dessous de la tumeur, en ayant soin de pincer préalablement les vaisseaux artériels et veineux situés dans son épaisseur. Il enleva ensuite la portion d'épiploon malade, en s'éloignant partout le plus possible de la tumeur. Les lèvres divisées de l'estomac et du duodénum furent rapprochées par des points de suture à anses séparées, en adossant autant que possible les lèvres du feuillet péritonéal renversées en dedans. Ce temps fut un peu plus difficile à pratiquer que s'il s'était agi de toute autre partie de l'intestin, parce que les tuniques propres du duodénum étaient amincies, atrophiées et le pourtour de la plaie beaucoup moins large que celui de l'estomac, dont les tuniques étaient hypertrophiées et dilatées. — Toutes les sutures furent faites avec du catgut : pour les premières, le nœud fut tourné en dedans du côté de l'intestin ; pour les dernières, qui furent les plus profondes, on comprit en même temps l'épiploon dans l'anse de la suture, et les nœuds restèrent en dehors. — Aucune goutte de liquide étranger ne tomba dans le péritoine, et on put fermer la plaie des parois abdominales sans avoir à faire la toilette de la séreuse.

L'opération avait duré deux heures et demie. Le malade fut couché et tenu chaudement suivant les règles en usage pour la gastrotomie. Pendant les deux premiers jours, il fut exclusivement alimenté au moyen de lavements nutritifs. A la fin du second jour, le malade prit des aliments par la bouche et il les conserva en grande partie : il fit de même le lendemain. Mais vers la fin du troisième jour, le pouls devint petit et fréquent (108-112) ; on lui fit une transfusion de 50 grammes de sang, et une seconde de 80 grammes, le quatrième jour. Dans la nuit du quatrième ou cinquième jour, le malade succomba aux progrès de la faiblesse et de l'inanition.

Il n'y eu pas d'autopsie.

OBSERVATION II (Inédite).

Cancer du pylore. Pylorectomie par M. Péan. Mort quelques jours après. — Femme réglée à quatorze ans. Soignée par le docteur Deny. Début de la tumeur reconnu il y a deux ans. Vomissements continuels depuis treize mois. Depuis six mois, elle tolère un peu de lait, mais le plus souvent elle le vomit dès qu'il est arrive dans l'estomac ; tout autre aliment est rendu six à huit jours après, fétide et putréfié, ce qui annonce une dilatation stomacale. Depuis cinq mois, état cachectique, aménorrhée complète. Depuis deux mois, on sent au-dessous de l'ancienne tumeur qui était manifestement pylorique, une autre masse dure, fixe, mésentérique. Depuis un mois, elle a failli mourir à plusieurs reprises, de syncopes, ce qui tient à la violence des douleurs et à l'inanition. Aujourd'hui, 11 janvier 1888, la maigreur est squelettique, le pouls est insensible et la mort est imminente. Dans ces conditions, la famille et la malade supplient le docteur Deny, d'exiger de moi l'ablation des tumeurs qu'elles avaient à tort refusée plus tôt, et j'accède presque malgré moi à leur volonté, convaincu à juste titre que la malade était trop affaiblie pour en retirer les bienfaits.

Lavage préalable de l'estomac avec de l'eau de Vichy. Anesthésie chloroformique. Paroi abdominale incisée verticalement au niveau du bord externe du muscle droit antérieur. L'incision de la peau, longue de 15 centimètres, commence au niveau des côtes et descend à droite de l'ombilic Celle des muscles n'a que 12 centimètres et celle du péritoine 9 centimètres. Au moment où nous arrivons sur la tumeur, la malade, sous l'influence du chloroforme, est reprise de syncopes, qui se prolongent dix minutes pendant que nous la maintenons le corps incliné, la tête basse, au point que la face devient bleuâtre. Dès que les battements du cœur reviennent, nous découvrons le pylore ainsi que la portion avoisinante de l'estomac et du duodénum ; nous voyons qu'ils sont déformés, couverts de bosselures indurées, les unes blanches pâles, les autres violacées, vascularisées et que l'épiploon, malade lui-même, est enroulé, comme tordu autour d'eux. Nous entourons l'estomac au-dessus des tumeurs et le duodénum au-dessous avec des liens en caoutchouc serrés, maintenus par des pinces à mors longuets afin d'obtenir l'hémostase préventive. Nous réséquons largement dans l'intervalle le tiers de l'estomac hypertrophié qui contient seulement un peu de mucus sanguinolent, ainsi que la portion malade du duodénum, jusqu'au pancréas et jusqu'au canal cholédoque, qui est ouvert et donne un peu de bile au-dessus du lien de caoutchouc. Nous plaçons deux ligatures perdues en soie sur des artères de la petite courbure de l'estomac et sur l'épiploon gastro-hépatique. Nous reconnaissons que la tumeur mésentérique est ganglionnaire et difficile à détacher par dissection et par excision du grand épiploon, du duodénum et de l'estomac et de la tête du pancréas ; celle-ci est en grande partie réséquée (huit pinces, six ligatures). Cette tumeur a le volume d'une orange. Lorsqu'elle est enlevée, nous suturons successivement la muqueuse, la musculeuse, puis la séreuse de l'estomac avec les couches correspondantes de la portion conservée du duodénum, en ayant soin de fixer l'orifice du canal cholédoque de façon que la bile puisse aisément s'écouler librement dans l'intestin. Nous faisons toutes ces sutures avec des anses séparées de soie fine trempée dans la liqueur de Van Swiéten. Lorques tout le pourtour du duodénum est suturé à la partie postérieure des lèvres de l'estomac, il ne nous reste plus qu'à fermer par suture la partie antérieure, ce qui est difficile parce que la muqueuse est épaissie, parce que la musculeuse tend à se renverser en dehors et parce que cette portion de l'estomac se tord et se porte en arrière. Lorsque toutes les sutures sont assurées, nous retirons les liens de caoutchouc ; aussitôt tout les organes reprennent leur place normale ; des gaz remontent avec bruit du jéjunum dans l'estomac en provoquant des nausées bruyantes, continues. Lorsque les liens sont retirés, nous appliquons trois nouvelles ligatures perdues sur la tête du pancréas et sur le grand épiploon. L'opération est ainsi terminée sans qu'une goutte de sang tombe dans le péritoine. Fermeture facile de la plaie abdominale. Durée totale de l'opération : une heure et quart.

Les suites immédiates de l'opération sont favorables. Pas de nausées, pas de réaction fébrile. Les gaz sont rendus aisément par la bouche et par l'anus; les lavements nutritifs sont bien gardés et les piqûres de morphine suffisent pour calmer les douleurs de l'estomac. Malheureusement, à partir du troisième jour, les syncopes reparaissent et malgré tous les soins que nous prenons à soutenir les forces, la malade finit par s'éteindre, sans fièvre et en pleine connaissance. La famille, témoin de cette marche favorable à la suite de l'opération, nous exprime vivement ses regrets que la malade n'ait pas obéi plus tôt aux sages conseils de son médecin, en se décidant à réclamer notre intervention.

OBSERVATION III (Inédite).

Cancer du pylore. Résection par M. Péan. Guérison opératoire. Récidive six mois après. Mort onze mois après l'opération. — Malade du docteur Foucher (31 février 1888). Sujet alcoolique très amaigri. Pas d'hérédité. Début de la tumeur reconnu il y a onze mois à la suite de gastralgies violentes qui s'étaient déclarées depuis plusieurs semaines. Vomissements incoercibles depuis trois mois. Les douleurs et l'inanition sont tellement fortes que le médecin et la famille exigent l'incision exploratrice, et, si cela est possible, l'ablation de la tumeur qui est manifestement pylorique. Lavage de l'estomac avec six litres d'eau de Vichy tiède, boriquée à 4 p. 100. Paroi abdominale incisée verticalement des fausses côtes à la hauteur de l'ombilic en passant en dehors du droit antérieur. Tandis que la peau est incisée sur une longueur de 12 centimètres l'ouverture du péritoine pariétal ne mesure que 7 centimètres. Nous voyons le pylore, blanc, grisâtre, vascularisé, déformé par deux bosselures dures, séparées par un sillon peu profond, au niveau duquel l'épiploon a contracté des adhérences récentes, peu saignantes, faciles à détacher (trois pinces, une ligature). Nous lions l'estomac avec deux tubes de caoutchouc à 6 centimètres au-dessus et au-dessous des tissus malades de façon à faire l'hémostase préventive, sans craindre qu'ils ne glissent; puis nous réséquons largement le pylore. Celui-ci est presque entièrement obstrué par la saillie que forment les nodosités épithéliales. Nous réunissons ensuite les unes aux autres les lèvres divisées de l'estomac et du duodénum au moyen d'anses de soie aseptiques, fines, séparées, très rapprochées, en commençant par les sutures de la muqueuse et en finissant par celles de la tunique péritonéale. Lorsque la fermeture de la plaie duodéno-stomacale est complète, nous retirons les tubes de caoutchouc, et il nous suffit, pour assurer définitivement l'hémostase, de lier une artériole de la petite courbure. Fermeture facile de la plaie abdominale. Durée totale : une heure.

Suites immédiates excellentes. Pendant les quatre premiers jours, le malade ne prend que des lavements nutritifs. A partir de ce moment nous donnons quelques boissons tièdes par la bouche; elles sont tolérées. Le douzième jour les fils de la suture abdominale sont retirés. Ventre souple, indolent. Le malade se lève le quatorzième jour et reprend ses occupations le trentième. Malheureusement, six mois après, de nouvelles hématémèses reparaissent, indice d'une récidive qui suit une marche rapide et amène la mort onze mois après l'opération. Cette récidive est d'autant plus regrettable que l'ablation avait été faite largement et que le malade avait récupéré toutes ses forces pendant les six premiers mois qui avaient suivi l'opération.

OBSERVATION IV (Inédite).

Cancer du pylore de l'épiploon et des ganglions mésentériques. Résection par M. Péan. Guérison opératoire. Récidive cinq mois après. Mort sept mois après l'opération. — Malade du docteur Brémond (1er janvier 1889). Femme pâle, amaigrie, cachectique. Réglée à treize ans; mariée à vingt-neuf. Pas d'enfants. Mère morte de phtisie pulmonaire à quarante-huit ans. Père mort d'apoplexie à soixante-huit ans. Pas de maladies antérieures. Depuis un an, dyspepsie, renvois de gaz fétides. Depuis six mois, vomissements alimentaires, rares d'abord et continus depuis six semaines. Selles rares, fétides. Depuis trois semaines, état fébrile. Inanition produite par l'impossibilité de conserver dans l'estomac les aliments solides et même les boissons. Le palper découvre à droite de l'ombilic une tumeur diffuse, fixe, mal circonscrite, un peu indurée, superficielle, qui paraît située dans l'épiploon ou dans le péritoine pariétal. L'expérience seule permet d'affirmer qu'il s'agit d'une tumeur pylorique avec propagation probable à la portion d'épiploon voisine. Section verticale un peu oblique de haut en bas et de droite à gauche, à l'épigastre depuis les fausses côtes jusqu'au côté droit de l'ombilic, intéressant la peau, les aponévroses et le muscle droit antérieur. Ouverture du péritoine pariétal longue de 6 centimètres. Le doigt reconnaît d'abord la tumeur épiploïque. En attirant celle-ci, nous voyons le pylore déformé par une tumeur grisâtre, jaunâtre, bosselée, de consistance squirrheuse, ancienne, qui en obstrue complètement la lumière. Au-dessus, estomac dilaté. Passage de liens élastiques à 5 centimètres au-dessus et au-dessous de la tumeur, l'un autour de l'estomac, l'autre autour de la partie moyenne du duodénum au moyen de pinces passées dans le méso. Pincement et résection de la portion d'épiploon malade et de deux ganglions malades sous-jacents au pylore (trois ligatures perdues). Excision du pylore. Rapprochement et suture du duodénum. Deux étages de sutures au crin de Florence et au catgut alternés, à anses séparées et nœuds coupés au ras; la première rangée, profonde, comprenant la tunique musculeuse et un peu de la muqueuse; la deuxième superficielle, comprenant la musculeuse et la séreuse, en commençant du côté du méso. En raison de la perte de substance plus large du côté de l'estomac, la portion inférieure de cet organe est fermée séparément en continuant les deux plans de sutures. Lavage au sublimé de la suture qui est ensuite un peu saupoudrée d'iodoforme. Fermeture de la plaie abdominale. Durée de l'opération : quarante minutes. Vomissements chloroformiques les deux premiers jours. Pendant ce temps lavements nutritifs. Le troisième jour, bouillon froid, lait glacé à petites doses, vin de Champagne. Le quatrième jour, jus de viande. A partir de ce jour les aliments sont bien tolérés et les douleurs cessent. Le douzième jour la malade se lève, et le quinzième jour, elle retourne chez elle bien portante. Malheureusement, cinq mois après l'opération, de nouvelles douleurs et les troubles gastro-intestinaux reparaissent et la malade succombe sept mois après l'opération. L'examen histologique a montré qu'il s'agissait d'un épithélioma cylindrique.

OBSERVATION V.

Résection du pylore et de la première portion du duodénum ; abouchement de l'estomac avec la deuxième portion, par M. Reynier (Observation recueillie par M. Wassilieff, interne du service). — Une femme de quarante-neuf ans, entre à l'hôpital Tenon au commencement du mois de juin 1890.

Il y a trois ans, elle commença à éprouver des troubles digestifs d'abord légers : diminution de l'appétit, dégoût de la viande, ballonnement du ventre après les repas, constipation opiniâtre. Puis de loin en loin apparurent des vomissements ; très rares, au début, glaireux, puis alimentaires, ils devinrent peu à peu plus fréquents, en même temps que les symptômes précédents augmentèrent d'intensité. Il y eut même des vomissements noirâtres et c'est alors que la malade se décida à entrer à l'hôpital Tenon, dans le service de M. le docteur Dreyfus-Brisac.

A partir de l'entrée de la malade, les symptômes précédents augmentèrent rapidement. Les vomissements devinrent presque incessants ; aucun aliment solide ne pouvait être gardé ; seuls le lait et le bouillon étaient tolérés pendant deux heures, puis vomis ; le vin était rejeté plus rapidement et occasionnait des cuissons.

Un nouveau symptôme vint bientôt s'ajouter aux autres : la malade ressentait à l'épigastre des douleurs spontanées violentes, revenant par crises et réveillées par la pression. En peu de jours l'amaigrissement fut considérable, la perte des forces s'accentuait à vue d'œil ; néanmoins, il n'y avait pas encore de véritable aspect cachectique bien caractérisé, avec la teinte jaune paille des téguments.

La palpation fit découvrir une tuméfaction diffuse, siégeant dans l'hypochondre droit, au-dessous des fausses côtes et les débordant. On porta le diagnostic de cancer du pylore et on fit passer la malade en chirurgie, après avoir constaté l'inefficacité complète des traitements médicaux.

Dans le service de M. Reynier, la malade présenta les symptômes observés dans les salles de médecine, mais avec une intensité beaucoup plus grande ; les vomissements étaient absolument incessants, malgré la glace, le champagne, l'eau de Seltz, la potion de Rivière ; le lait et le bouillon n'étaient gardés qu'un quart d'heure, puis rendus. La malade mourait littéralement de faim, car les lavements alimentaires n'étaient pas retenus. Aussi réclamait-elle une intervention quelconque, même si l'opération (nous rapportons ici les paroles textuelles de la malade) « devait être suivie de mort immédiate ». M. Reynier hésitait, car la tumeur ne paraissait pas se présenter dans des conditions favorables. L'examen du ventre révélait, en effet, ce qui suit :

La tuméfaction, en partie cachée par les fausses côtes droites, s'étend de haut en bas, jusqu'à quatre travers de doigt du rebord de celles-ci ; les limites latérales sont moins nettes, on a affaire à un empâtement diffus plutôt qu'à une véritable tumeur à limites bien franches. Néanmoins, l'empâtement n'existe plus (au palper), à deux travers de doigt en dedans du prolongement du bord droit du sternum,

La tumeur est très peu mobile, mais ne paraît pas faire corps avec le foie.

L'estomac est peu dilaté; le ballonnement du ventre a disparu depuis quelques jours et il n'y a pas d'ascite.

M. Reynier se décide à intervenir malgré le peu de netteté des limites du mal. Il se propose de pratiquer, après ouverture de la cavité abdominale, et suivant les circonstances, soit la pylorectomie, dans le cas où la tumeur serait limitée, soit l'entérogastrostomie, dans le cas où l'étendue des lésions rendrait toute extirpation complète impossible.

Le mardi 8 juillet 1890, à neuf heures du matin, on commence la chloroformisation.

Une incision est pratiquée sur la ligne médiane, de l'appendice xyphoïde à l'ombilic; le péritoine est ouvert et l'on introduit la main dans le ventre. M. Reynier reconnaît que la tumeur est nettement limitée et qu'elle ne paraît pas très adhérente, contrairement à ce que faisait prévoir l'examen clinique. Dans ces conditions, l'ablation est décidée et on se donne du jour par une incision complémentaire transversale, 8 centimètres de long, et dirigée vers la gauche.

On commence par détacher les adhérences antérieures avec le grand épiploon et l'on place quelques ligatures à la soie.

Puis, on sépare la tumeur du pancréas, qui saigne abondamment. Dans le fond de la plaie, on aperçoit les battements aortiques et l'on découvre une énorme veine de trois centimètres de diamètres. Au niveau de la tête du pancréas, on fait avec cet organe un pédicule contenant l'artère splénique et sa veine, qui l'on étreint avec une corde de caoutchouc et que l'on abandonne dans le ventre. On peut alors attirer au dehors la masse principale et l'on s'aperçoit que la première portion du duodénum est envahie également. On continue à détacher les adhérences et à jeter sur les bouts des ligatures de soie; on sépare ainsi de la tumeur le petit épiploon et l'on enlève en même temps deux petits ganglions.

Toute la tumeur se trouve alors libérée; il ne reste qu'à sectionner, d'une part, l'estomac, d'autre part, la deuxième portion du duodénum au-dessus de l'ampoule de Vater.

Pendant ces manœuvres, il a été appliqué soixante-dix pinces hémostatiques.

Enfin, on place sur l'estomac deux pinces à pédicule, avec mors garni de caoutchouc, sur la deuxième portion du duodénum deux pinces semblables; on coupe entre les pinces et l'on se trouve alors avoir complètement détaché la tumeur, sans qu'aucune matière soit tombée dans le ventre.

La phase de destruction est terminée à onze heures et demie. Il reste à exécuter la réparation, qui consiste à aboucher l'estomac à la deuxième portion du duodénum et à fermer le ventre.

Abouchement de l'estomac à l'intestin. — On commence par rétrécir l'orifice de la section stomacale, en adossant les faces opposées de la muqueuse au moyen d'une suture au catgut, sur la moitié inférieure de la section.

On suture ensuite la muqueuse duodénale à ce qui reste de la muqueuse stomacale.

Enfin, sur toute l'étendue des sections, on pratique la suture péritonéale de Lembert. On enlève alors les pinces et on voit immédiatement les matières, liquides et gaz, passer de l'intestin dans l'estomac, sans que rien tombe dans le ventre. A ce moment la malade vomit des matières teintées par la bile, mais non sanglantes : la suture paraît donc parfaitement solide et hermétique.

On referme le ventre, après avoir fait une suture au catgut, en surjet, sur le péritoine.

L'opération se termine par là, à une heure un quart de l'après-midi ; elle avait donc duré quatre heures.

La malade était extrêmement déprimée ; malgré la glace, le champagne, les injections d'éther, l'élévation de la température de la chambre (28 degrés), l'opérée ne se relève pas du shock et meurt à deux heures du matin, c'est-à-dire douze heures après l'opération, sans avoir vomi.

L'autopsie, pratiquée trente-deux heures après la mort, a montré ce qui suit :

Il n'y a ni sang, ni matière intestinales dans la cavité de l'abdomen ; on ne découvre pas trace de péritonite commençante. Toutes les ligatures sont en place ; la ligature élastique, posée sur le pancréas, n'a pas étreint le canal cholédoque.

Aucun gros vaisseau n'a été touché.

La partie enlevée comprend la région pylorique de l'estomac et la première portion du duodénum.

État de la suture. — L'estomac, y compris le cardia, et la première partie de l'intestin, étant enlevées, on injecte de l'eau par le cardia après avoir fermé, par une ligature, le bout intestinal : la cavité se remplit, se distend sans que l'eau filtre à travers la suture, qui, par conséquent, est hermétique.

On place ensuite le tout sous l'eau et on insuffle de l'air par le cardia : la cavité se distend, mais il ne sort pas une bulle d'air par la ligne de suture.

Il en résulte que, si la malade avait survécu, il n'y aurait pas eu à craindre d'épanchement de matières dans le péritoine. En somme, l'opérée n'est morte ni de péritonite suraiguë, ni d'hémorrhagie ; elle a succombé au shock.

L'examen histologique n'a pas été fait, mais il n'y avait aucun doute sur la nature de la lésion.

OBSERVATION VI.

Fort (*Gaz. des hôpit.*, 1883, n° 123). — Mme A., de Rio de Janeiro, présente tous les symptômes fonctionnels et physiques du cancer de l'estomac.

Malade très maigre : tumeur visible à l'œil, suivant les mouvements respiratoires. Mesurée à travers la paroi abdominale, elle a à peu près 8 centimètres de longueur sur 6 de hauteur. Elle siège immédiatement au-dessus de l'ombilic, loin du foie.

Le 9 novembre 1881 on voulut opérer. Mais, ignorant « ce que les chirurgiens allemands avaient déjà tenté souvent dans ce cas », l'observateur ayant reconnu, après l'incision, que la tumeur occupait une partie de l'estomac et le pylore, n'alla pas plus loin et referma la plaie abdominale qui guérit d'ailleurs en sept jours.

Quelques mois après, la malade fait de nouveau appeler le chirurgien. Elle vomissait tout ce qu'elle prenait et était dans un état de faiblesse extrême. Ayant lu alors les opérations de Billroth et autres, le chirurgien se décida à enlever la tumeur qui avait encore augmenté de volume depuis le premier examen.

La tumeur adhérait en arrière au pancréas, à la veine porte et aux autres organes du pédicule hépatique. La dissection fut très laborieuse, mais se termina heureusement. Il en fut de même pour des adhérences avec le côlon transverse. Extirpation de nombreux ganglions dégénérés dans le grand et le petit épiploon. L'opération dura deux heures. La malade mourut sans avoir pu être réveillée.

La masse enlevée pesait 300 grammes.

CHAPITRE II

GASTRO-ENTÉROSTOMIES FRANÇAISES

Nous n'avons ici que deux observations à mentionner. L'une, la première qui ait été faite en France est due à M. Pozzi, la seconde appartient à M. Péan et elle est inédite.

OBSERVATION I.

Gastro-entérostomie pour un cancer de l'estomac par M. *Pozzi* (Observation recueillie par M. Nicole, interne des hôpitaux). — A propos de l'important rapport de M. Monod, M. Pozzi communique à la Société de chirurgie l'observation suivante, relative à la première opération de ce genre qui ait été faite en France. Elle n'a pas, il est vrai, été suivie de succès ; mais elle n'avait été entreprise qu'*in extremis* et pour céder aux instances désespérées du malade.

M. D..., âgé de soixante ans, entre le 25 octobre 1887 à la Maison municipale de santé, service du docteur Lecorché, lit 18.

Antécédents. Mère morte d'un cancer utérin. Cousin atteint en ce moment d'un cancer du pylore. A dix-sept ou dix-huit ans, fièvre typhoïde, puis accidents intermittents. Hémorrhoïdes en 1859, opérées un an après.

En 1866, en Égypte. Phénomènes gastro-hépatiques. Début par crampes d'estomac, violentes pendant un à deux jours. Puis vomissements de bile pendant huit jours. Hypertrophie du foie. Pas de jaunisse. Ces phénomènes cessent après l'application de cinquante sangsues. Trois mois après, rechute ; douleurs violentes à l'épigastre, pas de vomissements ; nouvelle application de sangsues à l'hypochondre droit et cessation en quelques jours des accidents. Pendant ces deux attaques, il n'a été fait aucun examen des selles et des urines.

En 1867 (en France) : Une seule atteinte du genre des précédentes, courte mais bien caractérisée. Crampes d'estomac et vomissements bilieux sans jaunisse. Durée deux à trois heures. Par la suite, de temps en temps, douleur à l'épigastre (et jamais à l'hypochondre droit).

Jusqu'en 1874 : Rien de spécial. Habite les pays chauds. Existence très dure, mais bien supportée, grâce au tempérament robuste du malade.

En 1874 : Arthrite du coude gauche débutant brusquement un soir après dîner avec une violence extraordinaire. Gonflement énorme, mais pas de douleurs vives. Cède peu à peu au traitement par l'appareil silicaté, mais ne permet point à l'article de recouvrer sa mobilité complète. Il compare ce phénomène à une arthrite blennorrhagique, sans en donner la moindre cause possible. De temps en temps depuis, douleurs erratiques peu intenses.

En 1876 : Retour des hémorrhoïdes opérées par l'injection d'alcool et guéries.

En 1884 : Syncope précédée par des étourdissements, de huit à dix jours auparavant. Cette syncope produite au milieu de la nuit, au moment où il se levait pour soigner une personne de sa famille malade.

On lui ordonne de l'iodure qui provoque des maux d'estomac. Ceux-ci cèdent au régime lacté suivi pendant quinze jours.

Jusqu'en 1886, sans raison, il se met à prendre de l'iodure. Avec ce médicament reviennent les maux d'estomac. C'est, à proprement parler, à cette époque que débutent les commémoratifs.

Commémoratifs. Il suit alors un régime simple, lait en boisson, eau de Vichy ; les pesanteurs cèdent et reviennent tour à tour. Les flatulences qui s'étaient montrées en même temps suivent la même marche. Il s'établit cependant un certain état de tolérance dû au peu d'acuité des phénomènes gastriques, et, à partir de ce moment, ce qui domine la situation morbide, c'est une émaciation progressive, non en rapport avec les troubles ressentis. Notons cependant que le malade continue à mener une existence des plus fatigantes.

En 1887 : Au mois de janvier, accidents hépatiques ; douleurs comme autrefois en Égypte, pas de vomissements bilieux, pas de jaunisse, urines normales, acholie (selles argileuses pendant deux mois). Le malade consulte alors M. Dujardin-Beaumetz qui lui prescrit divers remèdes, entre autres de l'évonymine. Il y a quelques jours de calme, l'acholie cesse et est même remplacée par de la polycholie pendant huit jours.

Mais bientôt reparaissent les pesanteurs et les renvois. Le malade fait alors successivement usage de pepsine, pancréatine, charbon, craie, iodoforme, acide chlorhydrique, thé ; chaque essai réussit pendant quelques jours, puis reste sans effet. L'appétit cependant n'est point altéré, mais capricieux. Les selles restent régulières. Il est à noter, à ce propos, qu'habituellement sujet à la diarrhée depuis son séjour dans les pays chauds, il l'est beaucoup moins à dater du début des accidents gastriques. De janvier à août les troubles s'accentuent, il prend de temps en temps (en juillet) de l'éther pour hâter les digestions. Mais celles-ci deviennent de plus en plus difficiles.

En août, la dénutrition prend des proportions considérables. Pas de diminution dans le taux de l'urée. Le poids, qui était de 89 kilogrammes en 1886, tombe à 70 kilogrammes en août 1887. Pendant ce mois le malade perd de 1 kilogramme et demi à 2 kilogrammes par semaine, quoique s'alimentant toujours. A la fin d'août, le poids est tombé à 62 kilogrammes. A ce moment, les aliments qui « passaient » difficilement, occasionnent une grande gêne par cela même au malade ; amélioration momentanée par l'usage de la bière.

Le docteur Leroy est alors appelé et conseille le repos absolu avec potages au lait et phosphate de chaux.

Pendant huit jours, mieux sensible, puis retour progressif de la pesanteur et des renvois. L'alimentation devient de plus en plus difficile, et au commencement d'octobre, premier vomissement (humeurs et bile).

Ensuite, il ne mange presque plus, s'émacie beaucoup, et la veille de l'entrée à Dubois, second vomissement. Un troisième se produit au moment où il arrive dans le service.

Examen à son entrée, c'est-à-dire le

20 *octobre.* — Émaciation très marquée, teinte jaune paille, pas de cercle sénile malgré son âge. Langue humide. Cœur normal, pointe dans le quatrième espace intercostal. Emphysème pulmonaire modéré, de temps en temps quelques râles disséminés dans les deux poumons. Abdomen plat, non douloureux ; paroi amaigrie, molle, dépressible. Rénitence très profonde et-très mal limitée à l'insertion du grand droit antérieur de l'abdomen du côté droit. Rien à noter dans les autres organes. Pouls 88, régulier ; artère dure. Régime : lait, bicarbonate de soude, 3 grammes, lavements de lait et de peptones, inhalations d'oxygène.

21 *octobre.* — Vomit une fois, prend à peine de lait.

22 *octobre.* — Dyspnée sans cause appréciable, éphémère d'ailleurs. Sirop d'éther et ventouses.

25 *octobre.* — Nouveau vomissement, moins abondant encore. Il est vrai qu'il prend peu de chose. Ce qu'il vomit, c'est un peu de bile et de lait ; il n'a jamais vomi de sang ni de matières noirâtres. Urines normales peu abondantes.

26 *octobre.* — Hier soir, dans l'après-midi état lypothymique passager.

27 *octobre.* — Ce matin, estomac ballonné, clapotement net, pas de tumeur mieux appréciable que les autres jours.

28 *octobre.* — A vomi ce matin plein son vase de nuit, ce qui l'a beaucoup soulagé.

Les matières vomies, filtrées, n'ont donné aux divers réactifs aucun signe de présence d'acide chlorhydrique.

29 *octobre.* — A vomi, hier soir, un demi-pot. Le soir nouveau vomissement d'une égale abondance. Il n'avait rien pris depuis vingt-quatre heures. L'émaciation fait de rapides progrès. La voix est tout à fait éteinte. Toujours dans la journée, moments de faiblesse des plus marquée.

Le malade, qui a entendu parler de la gastro-entérostomie, la réclame comme pouvant prolonger sa vie. Il se sent littéralement mourir de faim On se décide, sur sa demande instante, à l'opérer, quoique l'état général du sujet ne laisse visiblement que des chances très faibles de survivre.

Opération le 30 octobre, avec l'assistance du docteur Horteloup. L'estomac a été lavé avec soin le matin, jusqu'à ce que l'eau ressortît pure. Le malade est facilement endormi ; il est d'une extrême faiblesse, le pouls est parfois à peine sensible.

Antisepsie soigneuse ; pas de spray dirigé sur l'abdomen, mais pulvérisation phéniquée éloignée pour saturer l'atmosphère de la chambre, maintenue à 25°. L'incision est d'abord exploratrice, car la tumeur, même après l'anesthésie, ne peut pas être nettement sentie. On incise franchement de l'appendice xyphoïde à l'ombilic. La main étant introduite, on arrive sur l'estomac, très rétracté vers la colonne vertébrale et dont toute la petite courbure et la région pylorique sont occupées par une tumeur du volume d'une orange pyriforme, à petite extrémité dirigée vers le duodénum.

La capacité de l'estomac est considérablement réduite, tant par la présence de cette tumeur que par la rétraction des parois de l'organe dans la portion restée saine. Un aide le soulève en le saisissant d'une main et de l'autre attire le côlon transverse pour tendre son mésocôlon. Il abaisse l'estomac sur ce repli, de manière que la face postérieure de la grande courbure vienne s'appliquer contre la face postérieure du mésocôlon. M. Pozzi recherche alors l'anse intestinale libre immédiatement au delà de la portion fixe du duodénum, l'attire sur une compresse-éponge et la lie inférieurement après avoir passé par transfixion avec une pince dans son mésentère, une lanière de gaze iodoformée. (Cette manœuvre a pour but d'éviter le reflux ascendant des matières quand on aura pratiqué une ouverture à cette anse.)

Le chirurgien incise alors le milieu de l'anse à peu près suivant son axe longitudinale, quoique un peu obliquement d'avant en arrière, dans une étendue de 6 centimètres environ. Auparavant, avec une pince à disséquer à mors pointus, il a éraillé le mésocôlon transverse au niveau du point où l'aide le maintient tangentiellement à la face supérieure de l'estomac. Cette dilacération du mésocôlon s'opère très facilement et met à découvert une partie de la grande courbure stomacale à travers une fenêtre ouverte ainsi dans l'arrière-cavité des épiploons. Une incision semblable à celle de l'intestin est faite sur l'estomac.

Un fil de soie est passé dans les extrémités voisines de ces deux boutonnières et les réunit. Il est confié à un aide et servira d'agent de fixation pendant le reste de la suture. Celle-ci est faite progressivement, à points séparés avec de la soie très fine et des aiguilles rondes de couturière.

On affronte minutieusement les bords de la plaie intestinale à ceux de la plaie stomacale, en ayant soin de ne comprendre, dans les anses de fil, que la séreuse et la musculeuse et rejetant la muqueuse vers l'intérieur.

Dans la première partie de la suture, les nœuds sont noués du côté de la cavité, dans la dernière partie, vers l'extérieur. Une soixantaine de points sont ainsi appliqués; les chefs des fils sont conservés dans toute leur longueur et servent de moyen de traction et de tension.

Quand cette première série est terminée, on applique une seconde série de douze points de suture de Lembert, à un demi-centimètre en dehors de la première rangée. Ceux-ci sont passés obliquement de manière à ne comprendre que la séreuse et une petite épaisseur de la musculeuse. Ils servent de soutien à la première série, qui ne doit ainsi supporter aucun effort de traction, et dont la seule mission est l'affrontement parfait; une revision soigneuse a été faite pour cela avant de couper ras les chefs des fils de la première série. Toute cette partie de l'opération a été accomplie sur un lit de compresses-éponges chaudes et humides qui recouvrent entièrement les viscères sauf le voisinage immédiat du champ opératoire.

Avant de terminer on place trois points de suture transversalement de gauche à droite, réunissant à la grande courbure de l'estomac la partie de l'anse suturée qui est immédiatement à gauche de la bouche gastro-intestinale. Ces points ont pour objet de s'opposer à une brusque plicature de l'intestin à ce niveau, et aussi de donner une direction déclive à la voie nouvelle ouverte aux aliments. Enfin on enlève la bande de gaze qui liait l'intestin.

Toilette rapide du péritoine, où rien ne s'est épanché.

Suture continue en surjet (au catgut), d'abord du péritoine, puis de la paroi musculo-aponévrotique, suture à points séparés (à la soie) de la peau. Pansement iodoformé. L'opération a duré une heure et demie. Le malade est très affaibli. Il reprend bien connaissance, parle, avale et tolère un peu de liquide le soir, mais, dans la nuit, l'affaiblissement fait de grands progrès, et il meurt le lendemain.

Autopsie. — *Estomac.* — Au niveau du pylore, tumeur du volume d'une orange. Véritable anneau bosselé à la surface interne non ulcérée, présentant par places une pigmentation noirâtre. Le reste de l'estomac est déjà macéré et n'offre que des lésions cadavériques. Il est à noter que la tumeur occupe le pylore, l'antre du pylore et toute la petite courbure. L'orifice pratiqué pendant l'opération est petit, pouvant juste donner passage à l'index. L'affrontement de ses bords est très exact.

Foie (1200 gr.). —Petit, légèrement granuleux à la surface. Même apparence granuleuse à la coupe qui se montre exsangue et jaunâtre. Pas la moindre trace de noyaux cancéreux. Vésicule biliaire distendue et contenant une bile noire très foncée.

Cœur (250 gr.). — Volume normal mou. Surcharge graisseuse, marquée par des lésions valvulaires. Coronaires saines. A la coupe, myocarde pâle sans taches de sclérose.

Reins (l'un 150 gr., l'autre 140 gr.). — Un peu atrophiés, congestionnés. Après lavage à l'eau, cortex un peu pâle et induré.

Capsule assez difficile à détacher.

Rate (210 gr.). —Volume normal. Consistance un peu augmentée.

Intestins. — Normaux. En collapsus, matières molles et ocrées à leur intérieur.

Examen histologique de la tumeur. — Épithélioma à cellules cubo-cylindriques prenant manifestement son point de départ dans les cellules des culs-de-sac glandulaires des régions atteintes (Examen au picrocarmin).

On trouve, en effet, dans certains points des petits tubes ayant encore conservé leur paroi et remplis de cellules identiques à celles des parties cancéreuses, tandis qu'ailleurs se voient des tubes rompus et remplis d'une accumulation d'éléments non encore modifiés ou peu modifiés. Une infiltration de petites cellules embryonnaires se montre dans les interstices des tubes. Au niveau des points où la tumeur gagne les couches sous-jacentes, on observe des figures de karyokinèse très nettes dans les cellules épithéliales de la région (hématoxyline, safranine après fixation à l'alcool absolu).

OBSERVATION II (Inédite).

Cancer du pylore. Gastro-duodénostomie. Malade du docteur Tarins. Guérison opératoire par M. Péan. — Madame Schaufler, âgée de cinquante ans, est opérée par M. Péan d'un kyste de l'ovaire (voie vaginale) le 3 juin 1889. Les suites de l'opération furent des plus simples. Cette femme n'a jamais eu ni enfants ni fausses couches ; sa mère est morte d'un cancer de l'utérus. Au mois de novembre 1889, elle est prise de douleurs intercostales du côté gauche, mais sa santé ne s'altéra pas pour cela et elle accompagna son mari malade dans le Midi où elle passa l'hiver. Au mois d'avril 1890 elle fut prise brusquement de douleurs violentes dans le flanc gauche, de diarrhée abondante et elle rendit par les selles de grandes quantités de pus fétide. Son médecin affirme qu'il a senti, à ce moment-là, sous le rebord des fausses côtes gauches une collection purulente qui disparut à la suite de ces selles diarrhéiques et fétides. A la suite de ces accidents, les douleurs persistèrent comme au début. Au mois de mai, le médecin reconnut de nouveau la tumeur et pensa qu'il s'agissait d'un abcès du petit lobe du foie ouvert dans le côlon transverse. Lorsque la fièvre eut diminué, la malade revint à Paris, continuant à rendre du pus par les selles, bien qu'en petite quantité. Les douleurs étaient tellement violentes que nous fûmes tentés de croire, bien que nous ne trouvions aucune tumeur dans la région indiquée, que le diagnostic était exact, tenant compte de la persistance de l'état fébrile, de la brusquerie du début, et de la rapidité de la marche. Une opération avait été conseillée par plusieurs confrères, et comme la possibilité de tolérer les aliments avait disparu au point que l'amaigrissement était des plus inquiétants, la malade, la famille et les médecins exigèrent l'incision exploratrice. Mon opinion à cette époque était qu'outre l'abcès, si abcès il y avait eu dans cette région, il devait y avoir quelque chose du côté du pylore, bien qu'on ne sentît absolument rien au niveau de cet organe. En raison de la précision du diagnostic qui avait été porté par les autres chirurgiens, au lieu de faire une incision verticale comme celle à laquelle nous donnons habituellement la préférence, nous sectionnons la peau et les muscles de la paroi abdominale transversalement suivant une ligne légèrement oblique en bas et à gauche et partant du milieu du rebord des fausses côtes droites au milieu de la vésicule biliaire (huitième côte). Nous sectionnons ensuite le péritoine à l'extrémité gauche de l'incision sur une longueur de 3 centimètres de façon à introduire le bout du doigt pour reconnaître s'il y avait une collection purulente à ce niveau comme on l'avait pensé. Nous reconnaissons aussitôt que la rate, la grande courbure de l'estomac, le côlon transverse et le petit lobe du foie sont intacts. En explorant le côté droit au même niveau, nous ne trouvons également rien d'anormal. En agrandissant l'incision à droite, le doigt reconnaît que le pylore et la première portion du duodénum avec l'épiploon y attenant sont cancéreux. La tumeur est trop étendue et la malade trop affaiblie pour que nous puissions songer à faire la résection. Nous prenons alors le parti de faire communiquer l'estomac très dilaté avec la deuxième portion du duo-

dénum qui est libre et sain. Il n'y a d'ailleurs aucune anse d'intestin
grêle assez rapprochée de la grande courbure de l'estomac pour qu'on
puisse songer à établir une anastomose avec elle. L'estomac est libre et
cette dilatation est assez grande au niveau de la petite courbure au-dessus du pylore pour qu'il ne soit pas très difficile de l'attirer au dessous de
la tumeur et en avant. Nous appliquons alors un lien élastique sur la troisième portion du duodénum et un autre lien semblable sur l'estomac, à
6 centimètres au-dessus du pylore. Puis nous mettons une pince à
demeure sur l'épiploon gastro-hépatique. De cette manière l'hémostase
préventive est assurée et le passage des matières bien intercepté. Trois
rangées de points de suture; quatre points supérieurs et antérieurs
sont noués. Nous incisons alors la petite tubérosité au-dessus du pylore et
par cette incision nous lavons avec une solution de sublimé la portion
comprise entre la ligature stomacale et la tumeur. Puis, après avoir attiré
en bas les lèvres de notre incision stomacale, en faisant basculer la petite
courbure de l'estomac au-devant de la tumeur du pylore, nous suturons
verticalement la lèvre antérieure de l'incision sur la face antérieure du duodénum (Suture à la soie aseptique à points séparés avec les nœuds coupés
au ras). Nous suturons ensuite à 3 centimètres en avant et à droite l'autre
lèvre de l'incision en ayant soin de ne serrer que les points les plus élevés
de la suture. Nous laissons quatre fils de soie libres à la partie inférieure
de cette suture et il nous est facile, en soulevant la partie moyenne de ces
quatre anses de fils, d'introduire un bistouri dans le cul-de-sac ainsi formé,
et de sectionner la face antérieure du duodénum dans l'espace circonscrit
par les sutures. Nous introduisons alors par cette ouverture un tube d'os
décalcifié qui fait communiquer la cavité de l'estomac avec l'ouverture
duodénale. Cette précaution est importante mais il faut savoir que ces os
décalcifiés ne se conservent pas longtemps dans l'huile phéniquée, même
quand les flacons sont hermétiquement bouchés. L'opération se termine
ensuite rapidement, car il n'y a plus qu'à serrer les quatre anses de fils
laissées libres. De cette façon la communication de la petite tubérosité de
l'estomac avec la seconde portion du duodénum est assurée et protégée par
de solides sutures. Suture de la paroi abdominale. Glace sur la région pour
le reste de la journée. Le soir, la faiblesse de la malade est extrême. Les
lavements nutritifs ne sont pas tolérés. Enfin la malade est tourmentée
jusque dans la nuit par des vomissements chloroformiques : 37°,6 et quatre-
vingt-dix pulsations le soir. Le lendemain soir la malade garde les lavements nutritifs. Le troisième jour, elle a 38° et quatre-vingt-cinq pulsations; le soir on commence à lui faire prendre du lait et du bouillon par la
bouche.

Le huitième jour, elle se lève. Le quinzième jour, elle quitte la maison
des sœurs de la rue de la Santé pour rentrer chez elle. En octobre 1890
(cinq mois après l'opération), la malade est très affaiblie et recommence à
ne plus pouvoir se nourrir.

CHAPITRE III

Je n'ai trouvé en France que des ébauches d'opérations pour ainsi dire. Dans la plupart des cas, le chirurgien après avoir fait la laparotomie, a constaté de tels désordres qu'il a renoncé à toute intervention et s'est borné à refermer la cavité abdominale. Je ne reviendrai pas sur l'opération malheureuse tentée par Daniel Mollière (de Lyon) : j'en ai parlé avec assez de détails dans le troisième chapitre de la première partie de ce mémoire. C'est là la seule observation que j'aie trouvée dans la chirurgie de province.

M. Ollier (de Lyon), à qui je me suis adressé comme au représentant le plus autorisé de la chirurgie lyonnaise, m'a obligeamment répondu une lettre de laquelle, je détache le passage suivant :

« Je n'ai pas opéré de cancer de l'estomac : deux fois seulement j'ai rencontré des cas qui me paraissaient pouvoir autoriser cette tentative ; les malades ou leur entourage refusèrent toute intervention. Mes recherches ayant porté sur d'autres sujets dans ces dernières années, je n'ai pas recherché les occasions de pratiquer la gastrectomie. Je ne crois pas que l'opération ait été faite à Lyon. »

Je me suis informé de même auprès de plusieurs chirurgiens du midi de la France. J'extrais les lignes suivantes d'une lettre qui m'a été adressée par M. Demons (de Bordeaux). L'autorité et la hardiesse chirurgicale de ce maître leur donnent une importance particulière.

« Je n'ai jamais pratiqué les opérations dont vous me parlez (gastrectomies et gastro-entérostomies). Je crois qu'elles peuvent être bonnes dans certains cas déterminés, mais je n'ai pas encore rencontré ces cas. Il est vrai, que, comme vous le savez, les malades atteints des affections qui pourraient être justiciables de ces opérations, étant soignés exclusivement par des médecins, il est rare qu'ils soient montrés aux chirurgiens et que ceux-ci aient l'occasion de penser à une opération. Je puis vous affirmer qu'aucun chirurgien de Bordeaux n'a été plus heureux que moi. J'ai vu à Vienne Billroth pratiquer la la pylorectomie; sa malade est morte peu de temps après (le soir même ou le lendemain). »

M. Demons ajoute que Kœberlé a été mandé à Paris pour un grand personnage atteint de rétrécissement *peut-être* cancéreux du pylore. Mais il était trop tard pour songer à une intervention et le malade est mort peu de jours après.

Mêmes investigations négatives dans la pratique des chirurgiens de Montpellier, Toulouse, Marseille. Même insuccès dans mes recherches à Nantes, à Angers, à Rouen, à Lille, à Reims, à Nancy; on voit donc qu'en province il n'y a même pas eu de tentative pour la cure chirurgicale du cancer de l'estomac. A Paris, il n'en est pas tout à fait de même. Quelques chirurgiens sont assurément irréconciliables et bien décidé à ne jamais porter le bistouri sur un malade atteint de cette affection. Tel M. Le Fort dont j'ai cité plus haut l'opinion, qu'il a maintes fois exprimée dans son livre, et qui ne semble pas devoir changer d'avis à ce sujet.

Tel encore, M. Richet, qui s'est formellement prononcé contre ces interventions « irraisonnées ».

« Je me suis trouvé plusieurs fois en présence de malades atteints de cancer du pylore et demandant instamment à être opérés. J'ai toujours refusé, estimant qu'il n'est pas « humain » de faire courir à un malade les chances d'une opération aussi grave, pour aboutir en cas de guérison opératoire à une récidive assurée. » (Communication orale de M. Richet.)

Est-il bien nécessaire d'ajouter à la liste des chirurgiens français qui refusent systématiquement le secours du bistouri à ces malades, le nom de M. Desprès. On aurait pu le deviner.

Il faut dire que presque tous sont décidés à pratiquer une opération en cas de rétrécissement cancéreux du pylore, mais dans des conditions bien déterminées. A cet égard, M. Tillaux a été très explicite.

« En principe, m'a déclaré M. Tillaux, je ne suis nullement hostile à l'intervention chirurgicale dans *certains cas déterminés* de néoplasme de l'estomac; mais depuis plusieurs années que mon attention est portée sur ce sujet, je n'ai jamais trouvé, ni dans ma pratique hospitalière, ni dans ma clientèle de la ville, l'occasion de faire une gastrectomie. »

C'est là l'opinion de la plupart des chirurgiens de Paris. Nous allons voir, par les observations qui suivent, combien ont été déçus dans leur espoir ceux qui ont voulu imiter la conduite de M. Péan, chez des malades où cependant tout faisait prévoir qu'il s'agissait de cas favorables à la résection.

Deux fois, M. Verneuil, poussé par ses élèves, a fait la laparotomie et s'est convaincu, pièces en main, qu'il était inutile d'aller plus loin. Deux fois, M. Campenon a chloroformé des malades qui lui avaient paru opérables à l'examen. Mais par l'examen pendant l'anesthésie il s'est convaincu que la résection serait impossible ou tout au moins si laborieuse qu'il ne valait pas la peine d'en faire courir la chance au malade. Voici les deux observations de M. Verneuil. La seconde est inédite et due à l'obligeance de M. Aroud, son interne.

OBSERVATION I.

Cancer de l'estomac. Laparotomie exploratrice par M. le professeur Verneuil. Mort. — Malade de M. Debove. — Signes de rétrécissement du pylore. Dans l'hypochondre droit, au niveau de la vésicule biliaire et du lobe droit du foie, sur le bord externe du muscle droit, il existait une plaque indurée à direction verticale, d'une longueur de 3 à 4 centimètres environ, grosse comme le pouce ; très accessible et facile à délimiter dans sa partie superficielle, mais s'enfonçant dans le ventre de telle sorte qu'il était impossible de circonscrire ses parties profondes.

Laparatomie. Incision de 10 centimètres parallèle à la ligne blanche. Cancer de l'épiploon en arrière duquel se trouve un cancer du pylore. D'accord avec les assistants (MM. Berger, Polaillon et Debove), M. Verneuil referme la plaie abdominale.

Mort dans l'adynamie trente-six heures après l'opération.

Cet essai malheureux n'était pas pour encourager M. Verneuil. Cependant, en 1890, ce chirurgien essaya de nouveau la cure opératoire du cancer de l'estomac.

OBSERVATION II.

Cancer de l'estomac. Laparotomie exploratrice par M. le professeur Verneuil. Guérison opératoire (Observation inédite recueillie par M. Aroud, interne des hôpitaux). — Madame R., propriétaire, âgée de quarante-cinq ans, ne présente aucun antécédent particulier à noter avant 1886. A cette époque, elle commence à se plaindre de l'estomac ; vomissements faciles, répétés, ballonnement du ventre, etc. En septembre 1889, légères hématémèses répétées pendant plusieurs jours ; elle vomit encore du sang trois ou quatre fois en petite quantité pendant les mois d'octobre, novembre et décembre ; pareil accident ne s'est pas reproduit depuis le mois de janvier 1890. Elle entre le 10 juin 1890 dans le service de M. Verneuil, à l'Hôtel-Dieu, salle Notre-Dame, n° 19. Elle se plaint surtout de douleurs vives dans l'hypochondre gauche; on trouve, à l'examen du ventre, une masse dure, en plaque lisse, un peu douloureuse au toucher, occupant l'hypochondre gauche et n'arrivant pas jusqu'à la ligne médiane. Elle représente en étendue à peu près la paume de la main : l'état général est satisfaisant, pas de fièvre, appétit diminué. Ce qui préoccupe surtout la malade, à juste titre, c'est une constipation opiniâtre qui dure parfois sept, huit et neuf jours. Le diagnostic du siège de la tumeur étant douteux (tumeur du côlon, du rein gauche, etc.) et la constipation paraissant vouloir dégénérer en obstruction, M. Verneuil entreprend le 17 juin une laparotomie exploratrice; une incision verticale de 12 centimètres est conduite sur la partie proéminente de la tumeur ; le péritoine incisé, on aperçoit une tumeur lisse, grisâtre, ressemblant à une poche kystique par sa coloration et son degré de poli ; aucune adhérence ne la rattache à la paroi ; en cherchant à la délimiter, on reconnaît qu'il s'agit du grand cul-de-sac de l'estomac envahi par une prolifération néoplasique interstitielle allant bomber à gauche jusqu'à 10 ou 12 centimètres de la ligne médiane. Ce diagnostic excluant toute intervention, la plaie est réunie par douze points au crin de Florence. Tout se passe normalement ; pas de douleurs, pas d'ascension thermométrique au delà de 37°,3 ; réunion complète ; les fils sont enlevés le neuvième jour ; aujourd'hui 12 décembre 1890, c'est-à-dire six mois après l'opération, cette malade est encore en observation dans un service de médecine à l'Hôtel-Dieu ; la cicatrice de la paroi abdominale est parfaite, mais la tumeur augmente, devient plus saillante, s'étale plus largement en surface et s'accompagne d'un dépérissement qui va tous les jours en progressant.

Je crois qu'après ces deux épreuves il faudra des circonstances bien favorables et bien tentantes pour que M. Verneuil prenne à nouveau le bistouri.

Je dois à mon ami M. Routier une observation du même genre
et qui n'est pas moins intéressante. M. Horteloup et M. Périer
m'ont donné aussi chacun une observation sur le même sujet.
De même, mon maître et ami M. Schwartz. Dans tous ces cas,
on le remarquera, le diagnostic est appuyé par les autorités médicales les plus incontestées; les indications semblent formelles,
et tout n'est que surprise, lorsqu'après la laparotomie on introduit la main dans la cavité abdominale. Mais, avant de discuter
les faits, voyons les observations :

OBSERVATION III.

Cancer du pylore. Laparotomie par M. Routier. Guérison opératoire (Inédite).
— Madame Pauline P., confectionneuse, âgée de quarante-deux ans, entre
à l'hôpital Laënnec le 12 janvier 1887. Son père est mort d'un anévrysme
et sa mère est morte asthmatique. Elle a une sœur vivante très asthmatique ; jamais de maladie avant celle qui l'amène à l'hôpital; elle a été
réglée à treize ans.

Il y a deux ans, tout à coup, elle a ressenti une vive douleur dans la
région épigastrique ; cette douleur n'est pas continue et disparaît de temps
en temps pour revenir ensuite. M. le docteur Legroux soigne cette malade
depuis un an ; depuis le mois de juillet 1886 on lui fait tous les jours un
lavage de l'estomac ; ses digestions sont mauvaises et la constipation difficile à vaincre ; en septembre 1886, les douleurs épigastriques deviennent
plus violentes ; on sent alors une tuméfaction dans la région pylorique.
M. Legroux, persuadé qu'il y a autre chose qu'un cancer du pylore, demande
à M. Routier de recevoir la malade dans son service pour lui faire une
opération.

La malade, à son entrée, est maigre et pâle, non cachectique, son estomac
est très dilaté, on sent une tumeur dans la région épigastrique ; au-dessous
et en dehors du muscle grand droit du côté droit; cette tumeur est certainement indépendante du foie, du rein, et de la colonne vertébrale, elle paraît
tellement superficielle qu'on peut penser plutôt à une tumeur de l'épiploon;
on peut facilement la mobiliser à droite, à gauche ; les douleurs sont maintenant très vives, continues, et la malade, quand on discute la possibilité
d'intervenir, s'écrie : « Tentez tout ce que vous pourrez; tuez-moi plutôt
que de me laisser souffrir ainsi ! »

Le 21 janvier, M. Routier pratique la laparotomie, la paroi abdominale
est incisée de l'appendice xyphoïde à deux travers de doigt au-dessous
de l'ombilic ; elle est mince et extraordinairement saignante (M. Routier
fait remarquer qu'il a retrouvé ces deux particularités dans tous les cas de
cancer de l'abdomen). Le foie est soulevé et la main arrive assez profondément sur une induration de la grosseur d'une orange siégeant au niveau
du pylore et se continuant dans la portion verticale du duodénum ; on

trouve des ganglions assez volumineux dans l'épiploon. Une série de ligatures en chaîne sur l'épiploon gastro-hépatique permet de réséquer les ganglions et d'arriver dans l'arrière-cavité ; la même manœuvre sur le grand épiploon permet d'isoler la tumeur et de l'attirer au niveau de la plaie ; on peut voir alors qu'en arrière de la tumeur qui siège bien sur le pylore et la première portion du duodénum, il y a, en bas, croisant la partie terminale de la tumeur et faisant corps avec elle, une anse intestinale indurée, qui lui est intimement adhérente. On renonce dès lors à poursuivre l'opération qui nécessiterait la résection de l'estomac, du duodénum et de l'anse intestinale indurée. Tous les fils (soie aseptique) sont coupés au ras et la plaie abdominale est suturée au crin de Florence, pansement à l'iodoforme. M. Legroux assistait à l'opération.

Le 22, la malade a quelques vomissements sans douleurs abdominales ; température 37°,6 ; pouls fort, large à 100.

Le 24, la malade va très bien et se croit guérie.

Le 30 les points de suture sont enlevés, la malade quitte l'hôpital le 16 février, enchantée de l'opération, soulagée et en bon état.

La malade a succombé chez elle plus de six mois après l'intervention.

M. Routier se demande si, en présence de l'impossibilité d'enlever la tumeur ou de faire la dilatation manuelle de l'orifice pylorique, il n'aurait pas dû pratiquer une gastro-entérostomie ? Mais l'envahissement par le néoplasme d'une anse de l'intestin grêle lui a paru une contre-indication formelle.

OBSERVATION IV.

Cancer de l'estomac. — Laparotomie par M. le docteur Schwartz (Observation inédite). — Le nommé X..., âgé de trente-cinq ans, soigné depuis quelque temps dans la salle de M. Millard, entre le 12 août 1888, dans le service de M. Schwartz, salle Dolbeau, n° 3. Ce malade se présente avec une tumeur du pylore qui semble très mobile dans tous les sens et opérable par la résection. M. Schwartz se décide à pratiquer la laparotomie dans le but d'en faire l'extirpation. Une fois la tumeur à nu, il constate qu'il existe un envahissement de la face inférieure du foie avec infiltration néoplasique de l'épiploon gastro-hépatique. Il y a, en outre, des adhérences intimes entre la face postérieure de la tumeur pylorique et la tête du pancréas et on sent des noyaux durs et bosselés disséminés dans le grand épiploon. Devant ces constatations M. Schwartz se borne à refermer le ventre suivant les procédés habituels. Le malade meurt trois jours après dans le collapsus.

OBSERVATION V.

Cancer de l'estomac. — Laparotomie par M. le docteur Horteloup (Observation inédite). — Madame Léonie B., âgée de soixante-deux ans, entre le 5 mai 1888 à la Maison de santé, dans le service du docteur Horteloup ; elle se présente avec une tumeur du creux épigastrique dont l'apparition, dit-elle, remonte à trois mois. La tumeur, grosse comme un œuf, est placée à distance égale

du rebord des fausses côtes ; la malade se plaint de douleurs très vives à
ce niveau, mais elle n'a jamais eu de troubles graves du côté des fonctions
digestives ; elle n'a jamais vomi, n'a jamais rendu de sang par les garde-
robes ; la peau ne paraît pas adhérente, car on peut la pincer au-dessus de
la tumeur qui est mobile latéralement. M. Horteloup pratique la laparotomie le 15 mai : il fait au niveau de la tumeur une incision verticale de
10 centimètres. Après avoir traversé la peau, au lieu de trouver un tissu
cellulaire permettant de détacher la face profonde de la peau, il reconnaît
que la tumeur est très adhérente à la paroi abdominale ; avec le doigt il
cherche à décoller cette paroi pour arriver à dépasser les adhérences, mais
la masse se déchire et un jet de gaz indique une perforation de l'estomac ;
introduisant le doigt par cette perforation il constate que la paroi antérieure de l'estomac, dans une étendue de 10 centimètres, est envahie par une
masse squirrheuse ; pour enlever tout ce néoplasme, il eût fallu faire une
incision elliptique de plus de 15 centimètres et réséquer toute la paroi
antérieure de l'estomac avec la peau qui y était adhérente. En présence
d'une semblable éventualité, M. Horteloup juge plus sage de s'arrêter (pansement légèrement compressif avec de la gaze salolée).

Mort, le 17 mai, dans le collapsus.

L'observation qui suit est due à M. Lenoir, interne de M. Bouchard.

OBSERVATION VI.

Le nommé D., charron âgé de trente-deux ans, entre le 13 mai 1890 au
n° 2 de la salle Rabelais, dans le service de M. Bouchard, à Lariboisière.

Rien à signaler dans les antécédents héréditaires.

Antécédents personnels. — Fièvre intermittente pendant trois mois, en
Tunisie, il y a sept ans. Lumbago il y a six ans. Pas de rhumatisme, pas
de syphilis. Boit chaque jour un litre et demi de vin, une absinthe, un
verre de rhum.

Début. — Il y a cinq ans, lentement par gastralgie (?). Douleurs en cein-
ture avec irradiation dans la région dorsale, survenant surtout le soir. Pas
de toux, pas de vomissements. Constipation, lenteur des digestions.

Depuis cette époque amaigrissement progressif, le malade dit avoir mai-
gri de 20 kilos ; affaiblissement. Alternatives de diarrhée et de constipation.

Les douleurs apparaissent environ trois à quatre heures après les repas.
Il y a deux ans, trois ou quatre fois dans l'espace de six mois, vomissements
glaireux survenant après des douleurs.

Depuis six mois intolérance alimentaire pour tous les aliments sauf pour
le lait, les bouillies, les potages. Jamais d'hématémèse, ni de melœna.
Fièvre légère le soir.

Depuis huit jours affaiblissement, céphalalgie, étourdissements.

État actuel. — Face pâle, émaciée, teint terreux. Maigreur extrême du
tronc et des membres.

Céphalée continuelle, vertiges ; pas de fièvre, pas de toux, pas d'épistaxis, pas de sueurs. Rejet par régurgitation d'un liquide ocreux, filant, aigre, mélangé aux matières alimentaires (lait). Éructations fréquentes.

Douleurs au creux épigastrique, presque continuelles un peu calmées par l'ingestion des aliments.

Examen physique. — *Estomac.* — La région sus-ombilicale comprise entre le rebord des fausses côtes gauches et l'ombilic présente une tuméfaction arrondie et traversée par un léger sillon oblique parallèle au rebord costal. Les battements du cœur sont transmis à ce niveau.

A la palpation, sensation d'une masse globuleuse indépendante des parois, dépressible, mobile, un peu douloureuse à la pression ; la masse ne se limite d'une façon nette qu'en bas, suivant une ligne courbe à convexité inférieure dont la partie la plus déclive est à 6 centimètres à gauche de l'ombilic sur une ligne horizontale ; à partir de ce point la courbe s'élève à droite et à gauche pour atteindre le rebord costal des deux côtés.

Sur la ligne médiane, à égale distance de l'appendice xyphoïde et de l'ombilic, petite masse résistante, ne paraissant pas se continuer directement avec la masse principale.

A la percussion. — Matité dans les régions limitées par la palpation ; matité qui se continue en haut et à droite avec la matité hépatique. Sonorité tympanique ailleurs.

Clapotage à trois travers de doigt au-dessous de l'ombilic.

Abdomen souple, dépressible, sans nodosités ni empâtement.

Dans la fosse iliaque gauche, au niveau de l'S iliaque, sensation de petites grosseurs dures, mobiles, probablement stercorales.

Foie. — Déborde très légèrement le rebord costal.

Langue blanche. — Rien aux poumons, rien au cœur. Pas de ganglions sus-claviculaires ni inguinaux.

Urines. — Pas d'albumine. Indican en assez grande quantité.

Liquide expectoré. — Après filtration, précipité par azotate d'argent, rougit le papier bleu de tournesol.

Traitement. — Trois lavements. Eau naphtolée, 100 centimètres cubes. Une cuillerée à bouche de peptones.

Lait un litre ; cinq œufs.

Injections sous-cutanées de 1 milligramme de sulfate d'atropine.

19 mai. — Amélioration, vomissements moins abondants ; les œufs, le lait sont tolérés.

23 mai. — Injections sous-cutanées matin et soir de 1 centigramme de chlorhydrate de morphine et de 1 milligramme de sulfate d'atropine.

24 mai. — Les vomissements sont moins fréquents, les douleurs diminuent.

25 mai. — Les injections sous-cutanées sont supprimées, les douleurs reparaissent. Vomissements presque incessants ; intolérance absolue. Insomnie. Le diagnostic qui est alors porté est : sténose pylorique consécutive à un ulcère simple de l'estomac de date ancienne (cinq ans) et ayant occupé toute la région pylorique. L'intervention chirurgicale est alors réclamée ; mais l'examen n'a pu être fait à ce moment.

26 *mai.* — Même état. Vomissements un peu moins fréquents. Pas d'albumine dans les urines.

28 *mai.* — Mêmes signes physiques de la tumeur, mêmes symptômes. Pas de clapotage stomacal.

4 *juin.* — Même état ; les vomissements persistent. Rien d'anormal dans les urines.

17 *juin.* — Un peu d'œdème malléolaire. Rien aux urines.

19 *juin.* — L'œdème a disparu, crampes très douloureuses pendant la nuit, l'amaigrissement est extrême, la faiblesse augmente chaque jour ; l'opération est décidée.

20 *juin.* — Bain naphtolé (Naphtol β 0,10 par litre). Pas d'albumine, les vomissements continuent.

26 *juin.* — Lavage de l'estomac avec six litres d'eau de Vichy ; l'eau liquide que ramènent les lavages contient des débris alimentaires.

27 *juin.* — Le matin, nouveau lavage avec l'eau de Vichy jusqu'à ce que le liquide revienne clair.

La laparotomie est faite par M. Périer. Incision de la paroi sur la ligne médiane ; incision du péritoine ; le côlon se présente au niveau de l'ouverture ; le grand épiploon est attiré au niveau de la plaie, on y remarque, ainsi que sur le mésocôlon transverse, de nombreuses végétations végétantes, se continuant jusqu'au niveau de l'estomac. Suture de la paroi et pansement.

28 *juin.* — Apyrexie.

29 *juin.* — Pas de douleurs, pas de vomissements.

3'' *juin.* — T. R. 36°,8.

1er *juillet.* — Quatre lavements de peptones.

4 *juillet.* — Même traitement ; une cuillerée à soupe de lait toutes les demi-heures.

6 *juillet.* — Pas de vomissements, affaiblissement.

8 *juillet.* — Même état.

10 *juillet.* — Faiblesse extrême ; maigreur considérable.

11 *juillet.* — Mort.

Autopsie. — Rien aux organes thoraciques ; ni aux reins, ni à la rate, ni au foie.

Abdomen. — Un peu d'ascite. L'épiploon ramassé sur lui-même est accolé au mésocôlon transverse et couvert de granulations cancéreuses.

L'estomac dilaté, est rempli de liquide blanchâtre. La région pylorique est envahie par un cancer en nappe qui épaissit les parois ; l'orifice pylorique est complètement obturé sur une étendue de 6 à 7 centimètres.

La grande courbure et la petite courbure dans sa portion supérieure, la grosse tubérosité sont indemnes. L'épiploon gastro-hépatique ne présente pas d'altération. Le mésentère contient quatre granulations enkystées, remplies de matières crétacées.

J'ajouterai que tous les autres chirurgiens à qui je me suis adressé n'ont pas trouvé dans leurs souvenirs des faits qui se rapportent à ce sujet. M. Marchand, à Saint-Antoine se rappelle pourtant avoir pris jour avec M. Landrieux pour opérer une malade atteinte de cancer du pylore. Mais cette malade était dans un tel état de cachexie quand elle est passée du service de M. Landrieux dans celui de M. Marchand, qu'elle a succombé avant le jour fixé pour l'opération. L'autopsie démontra que toute intervention aurait été inutile.

Ici se termine la série des faits observés en France et venus à ma connaissance.

TROISIÈME PARTIE

CRITIQUE

La lecture des chapitres qui précèdent est instructive et je tiens à bien préciser ce qui en ressort. Et d'abord, une question capitale se pose. Y-a-t-il une opération curative contre le cancer de l'estomac? En d'autres termes, peut-on mettre en opposition la gastrectomie et la gastro-entérostomie, en ne regardant que cette dernière comme une opération palliative?

Tous les auteurs ont jusqu'ici parlé de même. Pour tous, sans exception, il s'agit, une fois la laparotomie faite, de voir par l'exploration manuelle s'il est indiqué de pratiquer l'extirpation. Si la chose est reconnue impossible on « se décide pour une opération palliative », la gastro-entérostomie en général, ou une des opérations diverses que nous avons signalées. Ces opérations, dans tous les articles spéciaux, sont mises en parallèle avec la pylorectomie regardée toujours comme une « cure radicale ». Il faut s'entendre, et ne pas employer les mots sans se préoccuper de leur sens. Or, je déclare qu'il n'y a pas d'opération curative contre le cancer de l'estomac, moins encore si c'est possible, que contre le cancer de tel ou tel autre organe. Je parle, bien entendu, du cancer de l'estomac arrivé à la période où on peut le diagnostiquer.

Pour un cancer du sein ou de la lèvre ou de la langue, le chirurgien peut être consulté à une période très rapprochée du début du mal. Il a la tumeur dans la main, sous les yeux; il peut en apprécier d'emblée le volume, les connexions; il explore aisément les départements ganglionnaires correspondants. Il a presque toujours en somme la possibilité de faire une opération précoce et il peut espérer que l'économie n'est pas encore infectée et que le système lymphatique est indemne. De plus, fait sur lequel je reviendrai, l'opération est d'une bénignité absolue, dans tous les cas de cancers accessibles que j'ai choisis comme exemples. Dans ces termes là on conçoit à la rigueur que l'opération précoce et large puisse être curative. Mais il faut pour cela, et c'est une condition expresse et formelle, que l'opération soit « précoce et large ». Or, je crois pouvoir démontrer qu'il est à peu près impossible, dans le cancer de l'estomac, de faire une opération précoce. Nous verrons ensuite ce qu'il faut penser d'une opération large appliquée à cette même affection.

Cette troisième partie est divisée. comme les deux premières, en trois chapitres.

Dans le premier, je m'occuperai surtout du diagnostic du cancer de l'estomac et des modes d'exploration permettant de déceler de bonne heure les indications formelles de l'intervention.

Dans un deuxième chapitre, j'établirai un parallèle entre la gastrectomie et la gastro-entérostomie, en insistant sur la gravité opératoire comparée et les résultats éloignés de ces deux modes de traitement.

Enfin le troisième chapitre comprendra, sous forme de conclusion, le résumé des deux chapitres précédents.

CHAPITRE I

La plupart des chirurgiens français que j'ai interrogés m'ont fait, au sujet du traitement chirurgical du cancer de l'estomac les mêmes réflexions.

« C'est la faute des médecins, disent-ils, si nous ne faisons pas de résections de l'estomac ; ce sont eux qui devraient nous amener les malades au début de leur maladie, et nous mettre dans des conditions à faire une opération précoce et par conséquent utile. En général, lorsqu'on nous consulte, c'est pour des cancéreux arrivés au dernier degré de la cachexie et de l'émaciation et il n'y a rien à espérer de la chirurgie. »

Ces réflexions semblent justes. Elles ne sont pourtant légitimes que dans une certaine mesure. Pour que le chirurgien puisse faire une opération précoce il faut que le médecin ait porté de bonne heure le diagnostic de cancer de l'estomac. Eh bien, il faut le dire et le répéter, ce diagnostic est, la plupart du temps, fort difficile au début, et quelquefois impossible. Les malades sont soignés plus ou moins longtemps, pour de la gastralgie, de la dyspepsie, etc... sans qu'on puisse porter le diagnostic ferme de cancer.

On peut proclamer qu'il n'existe pas un seul signe pathognomonique de cette affection. Il n'est pas jusqu'à la tumeur cancéreuse de l'estomac qui puisse laisser errer le diagnostic, même lorsqu'elle est appréciable au palper. On peut encore aller plus loin et affirmer que, même après la laparotomie, la tumeur dans la main du chirurgien, le diagnostic est parfois douteux. Je pourrais multiplier des exemples de faits de ce genre. Je n'en citerai que quelques-uns des plus topiques. Voici une observation inédite qui est intéressante au point de vue qui nous occupe.

Au mois de juillet 1889, *M. Quénu* est consulté par une dame autrichienne, âgée de cinquante ans; cette malade se plaint de troubles digestifs qui durent depuis plusieurs mois; elle a des vomissements fréquents, mais pas d'hématémèses; l'amaigrissement est considérable. A l'examen, M. Quénu trouve, dans la région épigastrique, *une tumeur*, qui siège à gauche de la ligne médiane; cette tumeur est dure et très mobile; *Billroth*, consulté à Vienne, a fait le diagnostic de *cancer de l'estomac*, et a proposé la résection. M. Quénu fait le même diagnostic, mais il rejette l'intervention chirurgicale en raison de l'état cachectique de la malade et de sa répugnance pour toute opération. Il voit alors cette malade en consultation avec M. Duguet qui, se fondant surtout sur ce que l'entrain et la gaieté sont conservés, sur ce que la malade n'a pas de dégoût pour la viande, et sur son exploration manuelle, porte le diagnostic de *rein kystique déplacé*; on prescrit un traitement médical et trois mois après M. Quénu pouvait constater une amélioration notable dans l'état général.

Voici donc un cas dans lequel la tumeur a pu donner le change à un chirurgien tel que Billroth, qui, on peut bien le dire, s'est fait une sorte de spécialité de l'étude et du traitement chirurgical du cancer de l'estomac.

Billroth a d'ailleurs lui-même, dans la séance du 30 octobre 1890 (Société des médecins de Vienne) fait une déclaration intéressante sur ce sujet. « On ne peut diagnostiquer un cancer de l'estomac, dit-il en appuyant la formule donnée par Niemeyer, que lorsqu'on a assisté à son évolution. » Et il cite un cas de sa pratique où il est resté hésitant après comme avant l'opération.

Un Américain se présente à lui dans un état véritablement squelettique. Il est depuis trois ans atteint d'une tumeur du pylore. Comme il insistait pour être opéré, Billroth, lui pratique *par commisération* la gastro-entérostomie suivant le procédé de von Hacker. Le malade a survécu : et deux mois après, il avait augmenté de huit kilos. Mais ce qu'il y a de plus bizarre dans cette observation c'est qu'au bout de ce temps, on n'arrive plus à percevoir la tumeur qui cependant, au moment de l'opération, était « grosse comme le poing ». Et Billroth ajoute : « Cette tumeur n'était vraisemblablement pas du carcinome, étant donnée sa durée. »

Il aurait pu écrire avec encore plus de raison : « étant donnée sa disparition spontanée ».

Ainsi, voilà un fait dans lequel le diagnostic est resté obscur, malgré la présence d'une tumeur du volume du poing, malgré une cachexie prononcée, malgré un examen direct après laparotomie. Et que penser de cette tumeur qui disparaît ensuite d'elle-même? Je n'insiste pas.

Les surprises sont fréquentes d'ailleurs au cours des laparatomies; dans l'observation de M. Quénu, citée plus haut, le contrôle opératoire manquait, mais l'évolution du mal est suffisamment significative.

Je trouve dans les *Archiv für klinische Chirurgie*, tome XXX, page 1, année 1884, un fait intéressant rapporté par Maurer.

Il s'agit d'une femme de trente-huit ans, à laquelle Czerny faisait une laparotomie pour extirper une « tumeur du pylore ». En introduisant la main par la plaie, Czerny trouva l'estomac absolument sàin, et le foie envahi par un cancer. La malade mourut un mois après l'opération, avec des hémorrhagies graves se faisant par la plaie abdominale rouverte et laissant la tumeur faire hernie au dehors.

Dans le cas de M. Quénu, il s'agissait du rein déplacé; dans celui-ci, c'est un cancer du foie qui donne le change. Dans l'observation de Billroth, c'est l'inconnu.

Nous voyons aussi, dans nos observations (*Brit. med. Journ.*, déc. 1885), Barker hésiter entre un cancer mobile du pylore et un rein déplacé : il fut cependant obligé de faire une gastro-jéjunostomie, tant les adhérences du pylore cancéreux étaient intimes avec le pancréas. C'est ici, on le voit, l'inverse du fait de M. Quénu.

Dans notre observation, XXX (Iʳᵉ partie) Sydney Jones hésite entre un rein mobile, un anévrysme, une affection de la vésicule biliaire, et trouve, en fin de compte, un cancer du pylore, intimement adhérent aux parties voisines et surtout au pancréas.

Avons-nous, en somme, un moyen sûr de diagnostiquer la tumeur de l'estomac? On peut hardiment répondre non. D'abord, la palpation peut induire en erreur, comme nous venons de le voir. Dans certains cas même, une tumeur appréciable à la palpation, à un moment donné, peut ne plus l'être un instant après.

Ainsi, dans une observation publiée par Patschkowski (*Berlin. Klin. Woch.*, p. 424, mai 1888), on voit un malade atteint d'ataxie locomotrice qui porte un cancer du pylore. La tumeur « est très appréciable à la palpation et disparaît complètement à certains moments ». J'ajouterai que la mort est survenue ultérieurement chez ce malade, à la suite d'une perforation de l'estomac.

On a indiqué un procédé ingénieux qui peut, dans des cas analogues à celui-ci, venir en aide à l'explorateur. C'est Billroth qui insiste sur ce point, pour les malades difficiles à examiner. Il s'agit de l'absorption préalable, par le patient, de poudres effervescentes. On conçoit que le mélange de ces poudres s'opérant dans l'estomac, l'acide carbonique se dégage et dilate le ventricule en amont du rétrécissement. Dans une observation citée par Von Hacker (*Soc. des méd. de Vienne*, mars 1884) Billroth fit avaler à une malade des poudres effervescentes. L'estomac, dilaté par le gaz, devint aussitôt plus accessible, et le chirurgien put arriver à sentir une tumeur qui jusqu'alors s'était dérobée à l'examen.

D'autres auteurs, et en particulier Angerer, se bornent à insuffler de l'air dans l'estomac à l'aide d'une sonde œsophagienne. Les résultats sont sensiblement les mêmes, c'est plus simple et plus sûr. Il est bon de connaître ces procédés qui peuvent rendre des services dans quelques cas déterminés. Ils seraient surtout utiles, d'après Angerer (*Centralblatt f. Chir.*, p. 57, 1889, n° 29), pour apprécier le degré de mobilité de la tumeur : et c'est là, comme on le pense bien, un point capital à diagnostiquer et à bien préciser.

6

Je reviendrai un peu plus loin sur le diagnostic de la mobilité
de la tumeur. Il n'est question, pour le moment, que du diagnostic
de la tumeur même du pylore, sans parler de ses connexions
avec les organes voisins. Eh bien, il est à peine besoin de faire
remarquer que l'insufflation de l'estomac peut déceler la présence d'une tumeur dans un cas spécial, mais que si la tumeur
n'apparaît pas pendant l'insufflation il ne sera pas pour cela
démontré qu'elle n'existe pas.

On conçoit très bien que la tumeur peut siéger sur la paroi
postérieure de l'estomac, ou être intimement adhérente à la
région préverterbrale. Dans ces deux cas, la dilatation gazeuse
de l'estomac ne peut en aucune façon venir en aide à l'explorateur.
De telle sorte, je le répète, que si la palpation ne révèle pas plus
de tumeur après qu'avant l'ingestion des poudres effervescentes,
on n'en pourra nullement conclure qu'il n'existe pas de cancer
du pylore. Ce procédé ne peut donc être considéré que comme
un adjuvant tout à fait secondaire.

On pourrait presque en dire autant de la gastroscopie, par le
miroir. Mikulicz a cependant vanté beaucoup ce mode d'exploration de l'estomac qui lui a, dit-il, rendu souvent de grands services. Avant de pouvoir retirer quelque fruit de l'examen d'un
estomac malade, il faut, bien entendu, avoir étudié au gastroscope
un grand nombre d'estomacs sains, et connaître parfaitement
l'aspect de la muqueuse normale. Chez l'homme sain, le pylore,
vu au gastroscope, se présente sous la forme d'une fente linéaire.
Souvent les lèvres de cette fente sont un peu écartées, de sorte
qu'on aperçoit une ouverture ovale ou même arrondie. Les
bords de cette fente ou de cette ouverture sont tapissés par une
muqueuse plissée, de coloration rosée. Les plis de la muqueuse
sont très importants à examiner, car, dans l'estomac sain, ils
changent de place et de forme incessamment, à cause de la forte
musculature sous-muqueuse : il en résulte que l'aspect de la région
pylorique vue au gastroscope, varie d'un instant à l'autre, à
cause des contractions de la tunique musculeuse et de ses mouvements vermiculaires.

Dans le cas de cancer de pylore, au contraire, le jeu des mus-

cles pyloriques fait défaut : de sorte que l'aspect est tout diffé-
rent. La région paraît lisse et uniformément unie : les plis
manquent complètement. C'est là un point sur lequel insiste
particulièrement Mikulicz. De plus, la muqueuse n'a plus sa
coloration normale. Elle est pâle et comme anémique, ou, au
contraire, de couleur foncée et comme cyanosée.

Malgré tous ces détails, je n'hésite pas à dire que c'est là un
mode d'exploration qui ne saurait se généraliser beaucoup. Ces
légères modifications dans la coloration de la muqueuse, cet
aspect plus ou moins lisse de la région pylorique sont intéres-
sants à noter; mais ne voit-on pas qu'il n'y a là rien d'assez net
et d'assez précis pour asseoir un diagnostic ferme? Ce sera
encore, si l'on veut, un appoint pour le diagnostic, mais cela
n'aura jamais, il me semble, l'importance clinique dont parle
Mikulicz.

Je peux donc répéter que le diagnostic de la tumeur est souvent difficile, malgré la palpation pendant l'anesthésie, malgré
l'usage des poudres effervescentes ou de l'insufflation de l'estomac,
malgré la gastroscopie.

Mais entrons plus avant dans l'examen des détails. Je suppose
que, malgré toutes les difficultés énoncées plus haut, on a diagnostiqué une tumeur siégeant dans l'estomac; il faut encore
savoir que la laparotomie peut réserver bien des surprises, soit
au point de vue du volume de la tumeur, soit au point de vue
de sa nature, soit enfin au point de vue de sa mobilité sur les
parties voisines.

Quelques exemples topiques montreront que les faits abondent
à l'appui de ce que je viens de dire.

A. — *Volume de la tumeur.*

On pourrait presque ériger en règle absolue que la tumeur
est toujours *beaucoup* plus grosse qu'on ne l'avait supposé à
l'examen. Il suffit pour s'en convaincre de lire les observations
des chapitres précédents.

Nous voyons Courvoisier (obs. IV, Ire partie, chap. II) qui a diagnostiqué une tumeur du pylore du volume d'une noix, trouver, après la laparotomie, une masse grosse comme une orange englobant les organes voisins.

Voici Czerny (obs. X, Ire partie, chap. 1) qui pendant l'opération, s'aperçoit « que la tumeur est beaucoup plus grande qu'il ne croyait ».

Kilajewsky de même (obs. XIV, Ire partie, chap. 1) fait remarquer que « la tumeur mise à nu est beaucoup plus volumineuse qu'il ne l'avait supposé ».

Dans l'observation de Richter (obs. XXVII, Ire partie, chap. 1) il est dit que « la tumeur apparut trois fois plus grosse qu'on ne l'avait supposé ».

Il me semble inutile de multiplier les citations. Je crois pouvoir dire que la tumeur est toujours en réalité, au moins le double de ce qu'elle a paru être à l'examen, même lorsque l'exploration a été faite pendant l'anesthésie.

B. — *Nature de la tumeur.*

Je n'aurai pas de peine à démontrer que le diagnostic de la nature de la tumeur est souvent des plus difficiles. Je ne parlerai pas des finesses histologiques qui pourraient faire distinguer un cancer de l'estomac d'un de ces sarcomes sous-muqueux énucléables, étudiés par Czerny (voy. plus haut, p. 38). Ce sont là des faits par trop exceptionnels, avec lesquels on doit à peine compter en clinique.

Mais ce qu'il faut bien savoir et ne jamais perdre de vue, c'est qu'il est possible de confondre une tuméfaction développée autour d'un ulcère de l'estomac, avec une tumeur cancéreuse de cet organe. Quelques exemples d'erreurs de ce genre feront ressortir davantage les difficultés d'un pareil diagnostic.

On lit à la fin de bon nombre de nos observations (voir la Ire partie) des réflexions qui peuvent paraître singulières : « Deux ans après la gastro-entérostomie, le malade se porte bien, et l'auteur se demande s'il s'agissait bien d'un cancer. » (Hahn, obs. XVI, Ire partie, chap. II, etc.)

Cela donne déjà une idée de la difficulté qu'on doit avoir à se prononcer nettement, même lorsqu'on a exploré la tumeur tout à son aise, après la laparatomie.

Il n'est pas rare de voir un chirurgien émettre trois opinions différentes sur le même malade, avant, pendant, et après l'opération. L'exemple suivant est un type de ce genre.

F. Fritzche (*Corr. Blatt f. schweizer Aertze*, n° 15, août 1888) diagnostique, chez un malade, un ulcère de l'estomac avec rétrécissement du pylore. Mais, après la laparotomie, trouvant des ganglions volumineux et un pylore *de la grosseur d'un œuf de poule*, il se prononce pour un cancer et pratique la gastro-entérostomie. Enfin, comme huit mois après l'opération son malade est en parfaite santé, Fritzsche est disposé à revenir à son premier diagnostic d'ulcère.

Cela revient à dire que c'est la marche du mal qui doit éclairer sur la nature de la tumeur quand le microscope ne peut pas intervenir en dernier ressort.

Chez le malade de Hahn (*loc. cit.*) on avait diagnostiqué un rétrécissement du pylore « sans tumeur ». Or, après l'ouverture du ventre, Hahn, trouvant une « tumeur de la grosseur d'une pomme », conclut à un carcinome. Et même, les adhérences de cette tumeur avec les parties voisines sont telles, qu'il fait une gastro-entérostomie. Puis, lorsque deux ans après, il vient annoncer au XVIe Congrès des chirurgiens allemands, que son opéré est en excellente santé, il en arrive à mettre en doute son diagnostic de cancer.

D'autres fois, il ne s'agit plus d'un simple doute ; c'est quand la marche du mal vers la cachexie et la mort vient, après une guérison opératoire, démontrer que le sujet est bien atteint de cancer.

C'est ainsi, par exemple, qu'à la Soixantième Réunion des naturalistes et médecins allemands, en 1889, Luecke a cité un malade de Küssmaul, dont l'histoire vient à l'appui de ce qui précède. En 1886, Küssmaul fait une gastro-entérostomie chez une femme qu'il ne croyait nullement atteinte de cancer. Après une belle guérison opératoire, il n'était donc pas surpris de voir sa malade survivre de longs mois. Mais trois ans et demi après l'opération, le diagnostic de cancer s'imposait.

Il est donc bien légitime de dire qu'un examen aussi parfait que celui qui consiste à explorer une tumeur à l'aide de la main introduite dans la cavité abdominale, que cet examen est encore insuffisant pour donner au diagnostic une précision absolument rigoureuse.

Que penser alors de l'exploration pure et simple à la palpation avec ou sans sommeil chloroformique.

On peut même ajouter que souvent on est induit en erreur par des symptômes connexes qui devraient théoriquement emporter la conviction dans un sens ou dans l'autre. Il semble que si l'examen de la région pylorique révèle la présence d'une tumeur dure plus ou moins volumineuse, entourée de ganglions volumineux indurés, on pourra à bon droit diagnostiquer un cancer de l'estomac. Eh bien, il faut encore savoir que la présence de ganglions engorgés autour d'une tumeur de l'estomac n'est pas un signe pathognomonique de cancer.

Dans le n° 51 de *Berliner klinische Wochenschrift* (p. 1023, 17 décembre 1888), MM. Goldenhorn et Kolatschewsky publient un cas de pylorectomie. Le patient avait quinze ans, ce qui permettait d'éloigner l'idée de cancer. Mais je vois dans la relation du fait, « que le pylore formait une tumeur dure, mobile, grosse comme une pomme ». De plus, Kolatschewsky dut enlever en même temps *plusieurs ganglions épiploïques engorgés*. Il réséqua un anneau duodéno-stomacal de plus de 6 centimètres sur la grande-courbure. Et l'examen montra que le pylore était le siège *d'un ulcère ancien cicatrisé* (le début remontait à deux ans ; l'orifice duodénal était obstrué par des épaississements polypiformes de la muqueuse.

L'opération dura deux heures et la guérison (retardée de quelques jours par un abcès au niveau des sutures) eut lieu sans incident grave à noter.

A l'inverse du cas précédent, Billroth avait diagnostiqué un cancer du pylore et fait une pylorectomie. Salzer, qui a rapporté le fait à la Société impériale royale des médecins de Vienne (décembre 1887), montra qu'il s'agissait en réalité d'un ulcère à l'estomac.

D'ailleurs les deux alternatives se sont présentées fréquemment. Tantôt c'est un ulcère qui a été diagnostiqué, alors que la marche du mal ou l'examen microscopique ont démontré qu'il s'agissait bien d'un cancer ; tantôt, au contraire, c'est un cancer qu'on a cru opérer, et le microscope vint révéler un cancer.

Dans le n° 9 de la *Deustche medinische Wochenschrift* (p. 172, 1889) Ortmann publie deux observations de pylorectomie. La première ne nous arrêtera pas, car il s'agit d'une sténose pylorique à la suite de l'ingestion volontaire d'une certaine quantité d'acide sulfurique. La jeune fille avait vingt-trois ans, il y avait donc là, réunies, toutes les conditions les plus favorables à un succès durable. (La sténose avait mis six ans à se produire.)

Mais la seconde observation nous intéresse particulièrement.

Le sujet est une femme de quarante ans, qui souffre de l'estomac depuis deux mois et demi, et qui présente dans la région pylorique une tumeur mobile dans tous les sens. Ortmann diagnostique un cancer du pylore et fait la pylorectomie le 17 mai 1889. Le segment réséqué mesure 9 centimètres, le long de la grande courbure de l'estomac. L'opération dure une heure et demie. Six mois plus tard elle se trouvait beaucoup mieux qu'avant l'opération. A l'examen de la pièce on vit qu'il n'y avait *pas trace de cancer*, mais qu'il s'agissait d'un *ulcère cicatrisé*, avec hypertrophie des parois à ce niveau.

Il peut y avoir chez les malades atteints d'ulcère rond de l'estomac, non seulement une véritable tumeur, très volumineuse, simplement produite par « l'hypertrophie des parois stomacales au niveau de l'ulcère », mais on peut encore trouver tous les autres signes communs du cancer de l'estomac : tels que les vomissements noirs, la cachexie progressive, la teinte jaune paille, la douleur, etc. Dans l'observation suivante, tout semble devoir faire porter le diagnostic de cancer.

Southam (*Brit. med. Journ.*, juin 1884, p. 1146), a observé un malade qui se présentait avec des symptômes gastriques persistant depuis plusieurs mois. Tous les symptômes du cancer de l'estomac existaient chez ce malade : douleurs, — vomissements noirs, — émaciation progressive, — tumeur dure et mobile au voisinage de l'ombilic.

Au cours de la laparotomie, Southam se confirme dans son diagnostic de cancer, et fait une duodénostomie simple. La mort survint le soir même et à l'autopsie on trouva « un rétrécissement fibreux du pylore mais pas de trace de cancer ».

Il me semble inutile d'insister davantage. Je crois pouvoir conclure qu'il n'existe aucun signe suffisamment probant pour qu'on puisse affirmer la nature d'une tumeur gastrique. Même lorsque des symptômes généraux très marqués se réunissent, comme chez le malade de Southam, pour appuyer le diagnostic de cancer, le microscope peut encore réserver au chirurgien une surprise. Non seulement il n'y a pas de signe absolu de la nature cancéreuse d'une tumeur de l'estomac, mais il n'y a pas davantage de syndrome clinique qui soit pathognomonique.

Arrivons maintenant au diagnostic des connexions de la tumeur avec les organes voisins.

C. — *Mobilité de la tumeur.*

Lorsque la tumeur est mobile et bien libre dans la cavité abdominale, on peut dire que la pylorectomie est considérablement simplifiée. On verra dans toutes nos observations que les temps les plus périlleux et les plus incertains de l'opération sont ceux qui consistent à détruire les adhérences de la tumeur avec les organes voisins, et surtout avec le pancréas. Il est inutile de faire l'énumération des organes qui peuvent adhérer au pylore. Le foie, le côlon, le pancréas surtout, sont le plus souvent cités. Mais on conçoit que souvent on arrive sur une masse immobile qui comprend le pylore soudé à des ganglions rétrogastriques à la colonne vertébrale et à tous les organes du voisinage. C'est au point qu'on a pu se demander s'il existe jamais des cancers du pylore *réellement* mobiles sur les parties profondes.

Il est bien entendu que je ne parle ici que des cancers formant tumeur, ce qui implique qu'ils sont déjà arrivés à un degré relativement avancé de leur évolution. Eh bien, en étudiant le relevé de mes observations, au nombre de près de trois cents, je constate que *quatorze fois* seulement la tumeur a été trouvée mobile après la laparotomie. Autant dire que la mobilité est pour ces tumeurs chose si exceptionnelle, qu'il est préférable de n'en pas tenir compte en clinique. D'ailleurs, je vais démontrer qu'il est impossible de diagnostiquer cette mobilité lorsqu'elle existe. Et si j'insiste par quelques exemples sur ce sujet, c'est pour mettre en garde le chirurgien contre une erreur des plus fréquentes.

A l'examen, en effet, par la palpation, il n'est pas rare de trouver la tumeur mobile, très mobile, d'une mobilité extrême, pour employer les diverses expressions des auteurs. Mais une fois la cavité abdominale ouverte, on n'est pas peu surpris de voir cette extrême mobilité changée en extrême adhérence, ce qui noircit singulièrement le pronostic opératoire.

Nous avons déjà parlé d'Arthur Barker (voy. plus haut) dont le malade portait une tumeur si mobile à la palpation que le chirurgien hésitait entre un cancer du pylore et un rein flottant. Barker fut pourtant obligé de faire une gastro-jéjunostomie, tant les adhérences étaient indestructibles.

Dans la plupart des cas où l'on fait une laparotomie exploratrice simple, sans pratiquer d'autre opération, ce sont les adhérences de la tumeur aux parties profondes, qui arrêtent le chirurgien. Kronlein m'a dit s'être souvent tenu à l'incision de la paroi abdominale, à cause des adhérences qu'il n'avait pas reconnues avant l'opération, même pendant le sommeil chloroformique. Il faut donc répéter à satiété que la mobilité appréciée par la palpation ne prouve absolument rien, et n'a aucune signification diagnostique. C'est d'ailleurs l'opinion de Lichtheim, qui s'est prononcé très nettement à ce sujet dans une discussion avec Henck (de Heidelberg) (*Wiener medizinische Blätter*, 18 mai 1882).

Dans un cas de sa pratique, la mobilité de la tumeur avait été constatée pendant l'anesthésie, et cependant, à l'ouverture du ventre, il trouva le pylore si solidement adhérent aux parties voisines qu'il reconnut la résection impraticable.

Je vois de même dans l'observation de Kronlein (*Corresp. Blatt f. schweizer Aertze*, 15 juillet 1882), que la tumeur *avait paru* mobile à la palpation. Or, elle était tellement soudée au duodénum et au petit épiploon, que l'opération dura trois heures et faillit ne pas être terminée. A l'autopsie, on trouva un cancer étendu aux ganglions rétro-péritonéaux, au foie et au ligament hépato-duodénal.

Kronlein dut regretter, cette fois, de ne s'en être pas tenu comme il le fait souvent, à la laparotomie exploratrice.

Voici une autre observation non moins topique.

Czerny (cité par Maurer, *Arch. f. klin. Chir.* XXX, p. 1, 1884), fait une laparotomie pour extirper une tumeur *très mobile* du pylore. Il trouve un cancer *très adhérent* avec de nombreux ganglions dégénérés et des noyaux dans le petit épiploon. Il referme le ventre. (Le malade ne meurt pas de l'opération.)

En quelques mots je signalerai celles de nos observations qui me paraissent le plus démonstratives pour ce point particulier.

Rydygier (obs. I) ne fut pas peu surpris, après avoir diagnostiqué une tumeur mobile, de passer près de quatre heures à détruire des adhérences et à arrêter d'abondantes hémorrhagies résultant de ses manœuvres.

Nicolaysen (obs. V), qui avait trouvé la tumeur très mobile, eut beaucoup de peine à séparer sa tumeur du pancréas.

Berns (obs. VII) avait pris soin d'examiner sa tumeur pendant l'anesthésie, il l'avait sentie *d'une extrême mobilité* ; ce qui n'empêche pas qu'il dût enlever plusieurs morceaux du pancréas faisant corps intimement avec la tumeur.

Jurié (obs. VIII), Sydney Jones (obs. XXX) donnent la tumeur pylorique comme très mobile, dans la première partie de leur observation, et comme « intimement *soudée* au pancréas » dans la description de l'opération. Jurié a même excisé un fragment du pancréas. J'en dirai autant de Gussenbauer (obs. XXXIII).

Nombre d'auteurs qui, en présence de la mobilité bien constatée de la tumeur, avaient décidé de faire une résection gastrique, ont pratiqué la gastro-entérostomie à cause des adhérences solides qu'il aurait fallu détruire. Je citerai Kocher (obs. III) qui trouva en outre, des ganglions dégénérés et des nodules péritonéaux ; et Courvoisier (obs. IV) qui, croyant opérer une tumeur *du volume d'une noix et d'une grande mobilité*, s'aperçut qu'elle était adhérente au côlon transverse, au pancréas, au ligament hépato-duodénal. « Tous ces organes, dit-il, étaient fondus en une masse commune du volume d'une orange. »

Je ne puis terminer ce qui a trait au diagnostic de la mobilité de la tumeur gastrique, sans parler d'un signe qu'on a cité comme caractéristique. Je veux parler de la mobilité dans le sens vertical.

Socin, en particulier, a beaucoup insisté sur la valeur de ce symptôme dont l'absence indique formellement, d'après lui, que la tumeur adhère au pancréas. Il se fonde sur une de ses observations (obs. XLIII) dans laquelle la tumeur était très mobile sauf de haut en bas. Au cours de l'opération, il reconnut que c'étaient ses connexions avec la tête du pancréas qui s'opposaient aux mouvements d'élévation et d'abaissement.

Mais c'est là un cas particulier qui ne saurait avoir l'importance que lui donne Socin.

Il suffit de jeter un coup d'œil sur les observations des chapitres précédents pour s'assurer que la règle de Socin est infirmée dans la majorité des observations.

Chez le malade d'Iginio Tansini (obs. LXXI), la tumeur est très mobile à l'exploration et *s'abaisse* dans la station verticale. Or, au cours de l'opération, les adhérences au pancréas furent difficiles à détruire.

L'observation de Ledderhose (obs. XIII) est encore plus démonstrative. La tumeur, du volume d'un œuf de poule, est très mobile « dans tous les sens », au point d'échapper parfois à l exploration en se déplaçant librement de tous côtés. Une fois la paroi abdominale incisée, Ledderhose trouve des adhérences et une véritable fusion du néoplasme avec le pancréas au point qu'il fallut réséquer le tissu pancréatique, ce qui provoqua une hémorrhagie considérable. Il dût se servir du thermocautère pour arrêter l'écoulement du sang. L'opération dura cinq heures et le malade mourut huit heures après.

Le signe de Socin n'a donc aucune valeur diagnostique. D'ailleurs, en admettant même que cette absence de mobilité verticale de la tumeur pùt indiquer que le pancréas n'est pas soudé à l'estomac, on ne pourrait nullement en induire qu'il n'existe pas d'adhérences avec d'autres organes, tels que le foie, le côlon, etc.

On conçoit que le côlon, en particulier, dont les mouvements sont absolument libres dans la cavité abdominale, peut adhérer intimement à l'estomac sans que la mobilité de la tumeur dans tous les sens soit entravée. Ce n'est pas là un simple raisonnement théorique.

Molitor (obs. XXXVI) signale expressément chez un de ses malades, que la tumeur était mobile *en tous sens*. Au cours de la pylorectomie, il lui fallut détacher sur une longueur de 15 centimètres des adhérences considérables qui unissaient l'estomac au côlon transverse.

En somme, on peut bien conclure qu'il n'existe pas de signe permettant d'affirmer que la tumeur est mobile. D'autre part, nous avons déjà vu combien, en réalité, il est exceptionnel de trouver l'estomac cancéreux *à un certain degré de l'affection*, libre de toute adhérence dans la cavité abdominale. Ce fait était depuis longtemps bien connu, car déjà, dans son *Traité des maladies de l'estomac*, Brinton insiste sur ce point :

« On rencontre rarement, dit-il, des tumeurs cancéreuses mobiles et surtout d'une mobilité assez grande pour qu'on puisse les voir occuper différents points de la cavité abdominale. Je n'en ai réuni que trois ou quatre cas. Toujours la tumeur était de nature squirrheuse, occupait le pylore et se rencontrait chez des femmes. »

On a fait d'ailleurs de nombreuses recherches sur le cadavre pour se rendre compte de l'état anatomique des parties, à l'autopsie des malades morts de cancer à l'estomac. Une statistique est particulièrement favorable ; c'est celle de Streit (*Deutsch. Zeit. f. Chirurgie*, XXVII, p. 410).

Streit a seulement étudié les cas dans lesquels le diagnostic du cancer de l'estomac avait été porté pendant la vie. C'est évidemment la seule manière logique de procéder. Sur cinquante-quatre autopsies faites dans ces conditions-là, il a constaté, dit-il, « quatorze fois *seulement* », que l'opération de la résection eût été possible, c'est-à-dire que sur ces cinquante-quatre cancers de l'estomac, il en a trouvé quatorze qui ne présentaient ni généralisation, ni adhérences au foie, au pancréas, au côlon. Cette proportion de 25,92 p. 100 est de beaucoup la plus favorable qui ait été publiée.

Trossat (*Lyon méd.*, sept. 1886, p. 16) cite comme une curiosité pathologique une autopsie dans laquelle il put constater que la résection d'une tumeur cancéreuse de l'estomac eût été facile. S'il y a quelque exagération dans cette appréciation, il est certain que la statistique de Streit ne donne pas une idée exacte de la réalité des faits. Streit me semble avoir étudié une série particulièrement heureuse, et on s'exposerait à bien des déboires si l'on comptait sur une semblable proportion de cas favorables. Je crois être plus près de la vérité en considérant comme approximatif le quantum de 5 p. 100 que j'ai déduit plus haut de l'examen des observations publiées.

En tous cas, disons, d'une manière générale, que l'immense majorité des tumeurs de l'estomac se présente avec des adhérences aux organes voisins. Ajoutons que nous ne connaissons pas de signe clinique permettant d'affirmer que ces adhérences n'existent pas. Même lorsque, par l'examen pendant l'anesthésie chloroformique, on a constaté une mobilité des plus prononcées, on ne doit pas conclure que la tumeur est libre de toute adhérence.

Mais, si nous n'avons pas de signe positif pour affirmer qu'une tumeur de l'estomac est mobile, il n'en est pas de même pour le diagnostic des adhérences.

D'abord, la palpation simple, avec ou sans anesthésie, permet le plus souvent de s'assurer que la tumeur est plus ou moins fixée profondément à la région prévertébrale. Les grands mouvements d'inspiration et d'expiration sont souvent aussi d'un secours précieux pour cet examen. Enfin, c'est là surtout que dans les cas douteux, l'ingestion de poudres effervescentes, préconisée par Billroth, ou l'insufflation de l'estomac recommandée par Angerer, peuvent rendre d'utiles services.

Nous avons vu précédemment que ces deux procédés pouvaient en certaines circonstances déceler une tumeur qui se dérobait à la palpation. Mais c'est surtout comme moyen de diagnostiquer les adhérences qu'ils doivent être employés. Quand le pylore est fixé aux organes mobiles de la cavité abdominale (côlon, intestin grêle), la distension gazeuse de l'estomac ne saurait fournir aucune indication sérieuse. Mais, que la tumeur soit soudée au pancréas, et nous savons que c'est là surtout ce qu'il importe de connaître, il est certain qu'au lieu de se déplacer normalement, le pylore restera immobile, ou bien se portera légèrement en haut et à gauche. De sorte que l'insufflation aura pu donner de précieux renseignements sur les adhérences du pylore avec le pancréas. Malheureusement, je le répète, si pendant l'insufflation de l'estomac, le pylore évolue comme à l'état sain, on n'en pourra pas conclure qu'il ne présente pas d'adhérences avec le petit lobe du foie, le côlon, etc. L'enseignement est donc fort insuffisant. Il peut nous permettre d'affirmer qu'il y a des adhérences : il ne peut pas nous assurer qu'il y a de la mobilité. En d'autres termes, quand, pendant l'insufflation, la tumeur n'évolue pas comme le fait normalement le pylore dans les mêmes conditions, on peut diagnostiquer les adhérences. Mais la réciproque n'est pas vraie : et on ne peut pas, inversement, conclure à la mobilité de la tumeur, lorsque l'estomac se déplace, ou *semble* se déplacer.

Nous avons donc un moyen de diagnostiquer les adhérences, mais nous n'avons pas de procédé pour nous assurer de la mobilité des tumeurs de l'estomac, ce qui serait surtout intéressant à préciser pour prendre une décision chirurgicale.

Mais, dira-t-on, il y a d'autres symptômes que la tumeur, qui permettent au clinicien de faire le diagnostic de cancer de l'estomac. Je ne veux pas passer en revue tous les signes qui ont été indiqués. Je ferai seulement remarquer que tous ces signes peuvent induire en erreur. Aucun d'eux n'est pathognomonique et la coexistence de plusieurs d'entre eux peut de même donner le change. Il suffit pour s'en convaincre de parcourir les revues

et les journaux de médecine. On trouve constamment des articles
ou des mémoires dont les titres seuls indiquent l'esprit.

Des pseudo-cancers de l'estomac (Teissier, *Lyon médical*,
avril 1885). — *Du cancer latent de l'estomac* (Gourmand, thèse
de 1888, Bordeaux). — *Du faux cancer de l'estomac* (Musclier,
France médicale, 15 déc. 1887). — *Cancer du pylore à longue
évolution* (Dujardin-Beaumetz, *Soc. méd. des hôp.*, févr. 1884).

Je borne là ces citations, qui pourraient se multiplier à l'infini.
Tous les symptômes classiques, dans ces différents mémoires,
sont cités comme infidèles et trompeurs. Ils n'est pas jusqu'à la
teinte jaune paille classique qui n'ait été reconnue comme un
signe dépourvu de la valeur diagnostique qu'on lui a longtemps
attribuée. (Voir un mémoire de Dumas, dans la *Gazette hebdo-
madaire des sciences médicales de Montpellier*, 1887).

A un moment, on a fondé de grandes espérances sur l'étude
de la composition chimique du contenu stomacal. Mais il faut
bien le dire et le reconnaître hautement, l'absence d'acide chlorhydrique dans le suc gastrique au moment de la digestion, n'a
pas la valeur absolue que les recherches de M. Debove lui avaient
dévolue. Ces analyses de M. Debove sont d'ailleurs extrêmement
intéressantes et peuvent, comme tous les modes d'exploration
dont j'ai déjà parlé, rendre de signalés services dans quelques
cas, et souvent arriver comme un appoint important capable de
faire pencher, dans un sens ou dans l'autre, un diagnostic jusque-là hésitant. Mais il n'y a malheureusement pas, dans l'étude
du contenu stomacal, un signe pathognomonique de cancer,
comme on l'avait espéré. Les cas de cancer de l'estomac, dans
lesquels l'acide chlorhydrique du suc gastrique était normal, se
sont multipliés depuis les travaux de M. Debove.

M. Hayem (Séance du 7 nov. 1890, *Soc. méd. des hôp.*), qui a
étudié avec un soin tout particulier cette question de la varia-
bilité de constitution du suc gastrique, a montré qu'un cancer
peut se développer dans l'estomac sans altérer le chimisme de
cet organe. En pareil cas, dit-il, l'estomac livrant à la circulation
générale des produits alimentaires normalement transformés,
on conçoit que la cachexie ne se produise pas, ou ne se produise

que très tardivement. En outre, chez certains cancéreux, la digestion intestinale peut suppléer la digestion stomacale.

Cela explique les faits de cancers latents de l'estomac connus depuis longtemps. Il n'est pas rare en effet de découvrir dans une autopsie un cancer de l'estomac qui avait absolument passé inaperçu pendant la vie.

M. Armand Siredey (*Soc. méd. des hôp.*, 7 nov. 1890) a cité un cas de cancer de l'estomac, vérifié à l'autopsie, qui n'avait provoqué, chez le malade, ni dyspepsie ni cachexie.

Les cancers latents de l'estomac ne sont d'ailleurs pas rares. J'en trouve 54 cas dans les thèses de 1877, et M. Guiard, faisant des recherches pour M. le professeur Guyon, dans les *Bulletins de la Société anatomique*, a trouvé que sur 113 cas de cancer de l'estomac constatés à l'autopsie, 34 seulement avaient été diagnostiqués pendant la vie. (Notes inédites du cours de la Faculté, communiquées obligeamment par M. Guyon.)

On peut faire un rapprochement intéressant entre cette statistique de M. Guyon et celle de Streit que j'ai publiée ci-dessus. Je rappelle que d'après Streit, sur cent cancers du pylore, il y en a près de 26 (25,92) justiciables de la résection. Mais la statistique de Streit porte seulement sur les cas diagnostiqués pendant la vie, de sorte que si l'on se rappelle que, d'après MM. Guyon et Guiard, on laisse passer inaperçus 79 cancers de l'estomac sur 113 (c'est-à-dire 70 p. 100), on verra que la statistique de Streit doit s'appliquer non pas au chiffre 54, mais au chiffre 180, comme une simple règle de proportion l'indique. (Si 34 répond à 113, il est clair que 54 correspond à 180.) En effet, Streit étudie à l'autopsie les cas diagnostiqués pendant la vie qui auraient été favorables à la résection, et il en trouve 14 sur 54 (26 p. 100). Mais les chiffres de MM. Guyon et Guiard démontrent qu'en dehors de ces 54 cancers reconnus avant l'autopsie, il y en a eu 126 (c'est-à-dire 180 moins 54) qui ont passé inaperçus. Il en résulte que le chiffre de 14 donné par Streit doit être comparé non pas aux 54 cancers qu'il a autopsiés, mais aux 180 cancers comprenant ceux qu'il a diagnostiqués pendant la vie (54) et ceux qui ont été méconnus (70 p. 100, c'est-à-dire 126). Nous voyons alors en réalité, que sur 100 cancers de l'estomac, il n'y en a pas huit qu'on doive réséquer (7,88) et cela en prenant les chiffres statistiques les plus favorables publiés jusqu'ici, c'est-à-dire ceux de Streit.

Je ne saurais terminer ce qui a trait aux difficultés du diagnostic du cancer de l'estomac, sans dire un mot de l'incision exploratrice, de la laparotomie considérée comme moyen de diagnostic des affections gastriques.

J'ai déjà montré combien cette pratique était répandue à l'étranger et combien elle répugnait en France à la majorité des chirurgiens. C'est peut-être encore plus aux malades qu'il est difficile de la faire accepter chez nous. C'est pour moi une surprise toujours nouvelle, de voir combien en Allemagne, les malades se soumettent passivement aux explorations du chirurgien, même quand il s'agit de faire une laparotomie pour introduire la main dans la cavité abdominale. Je ne peux m'empêcher de croire que bien peu de malades, chez nous, au début d'un cancer de l'estomac, alors qu'il n'existe que des signes légers et douteux, consentiraient à se soumettre à une laparotomie exploratrice. Et c'est pourtant à cette période de début seule qu'on aurait quelque chance de faire une opération vraiment utile. On en est réduit en France à ne se poser la question de l'intervention chirurgicale qu'en présence de malades arrivés à la période la plus avancée de leur mal. Ce sont eux qui le plus souvent alors, vous forcent la main et « menacent » le chirurgien de se suicider s'il ne les opère pas. Notons d'ailleurs, que si le médecin avait en temps utile, c'est-à-dire au début de leur maladie, proposé à ces mêmes malades, une laparotomie exploratrice, il eût été le plus souvent accueilli par une fin de non-recevoir. C'est pourtant là qu'est l'avenir de la chirurgie de l'estomac, et il faut le publier bien haut.

L'incision exploratrice doit être faite aussitôt qu'on a un doute sur la nature d'une affection de l'estomac. Il est bien entendu que je la suppose absolument innocente et ne pouvant pas mettre en péril la vie du malade, autrement que l'action chirurgicale la plus simple. On peut dire que maintenant, dans un service de

7

chirurgie organisé, la laparotomie est devenue une opération pour ainsi dire courante. Je n'ignore pas qu'on peut citer bien des faits où elle a été suivie des plus fâcheux accidents. On en trouverait beaucoup dans ce travail.

J'ai parlé un peu plus haut du malade de Maurer chez qui on trouva un cancer du foie. Le malade mourut d'hémorrhagies qui se faisaient jour par la plaie abdominale. Cette plaie laissait la tumeur faire hernie au dehors.

Dans d'autres faits (voy. plus haut) les points de suture ont suppuré, et la cicatrice ne s'est pas faite. Cet accident est arrivé à Mazzucchelli (*Annali universali di med. e chir.*, vol. CCLXXIII, p. 161, 1885). Il trouva un cancer de l'estomac tellement étendu, tellement adhérent qu'il referma le ventre. Le petit épiploon était complètement infiltré. Au bout de quelques jours, on vit apparaître de la suppuration au niveau des sutures et quinze jours après l'opération l'épiploon faisait issue par la plaie pariétale, sous forme d'un gros fongus. La mort survint le vingtième jour.

Mais dans toutes ces observations, il n'est question que de malades arrivés à une période ultime de leur cancer, avec des infiltrations, des adénopathies, etc. Je maintiens donc qu'on ne doit pas tenir compte outre mesure de ces faits. D'ailleurs on pourrait aisément en trouver la contre-partie, et montrer que, dans certains cas, la laparotomie exploratrice seule a pu être curative d'accidents bizarres pris pour de la sténose pylorique ou pour du cancer gastrique.

Je trouve dans la thèse de Bentejac, publiée en 1888, une observation recueillie par MM. Oustaniol et Peraire dans le service de M. Terrier, suppléé par M. Richelot à l'hôpital Bichat. Elle peut se résumer ainsi : symptômes de sténose pylorique, vomissements incoercibles, hemianesthésie et troubles visuels ; laparotomie exploratrice, guérison opératoire, disparition des vomissements ainsi que de l'hémianesthésie et des troubles de la vue.

Il s'agissait d'un malade âgé de cinquante-neuf ans, mouleur en fonte, entré le 16 juillet 1889 à l'hôpital Bichat, au n° 5 de la salle Jarjavay.

En octobre 1882, ce malade avait avalé par méprise un verre de pétrole; trois mois après, il fut pris de nausées, de vomissements, avec douleurs violentes à l'épigastre, sans pourtant avoir jamais ni hématémèses, ni mæléna. A l'examen M. Richelot trouve l'estomac dilaté, descendant à trois doigts au-dessous de l'ombilic à gauche; les vomissements deviennent incoercibles et on porte le diagnostic de sténose pylorique. M. Richelot fait alors une laparotomie sur la ligne médiane et trouve le pylore « absolument souple et sain ».

Il se borne donc à suturer les parois abdominales, et le malade guérit non seulement de l'intervention chirurgicale, mais aussi des accidents nerveux qu'il présentait du côté de la vue et de la sensibilité générale.

Je cite ce fait bien qu'il soit un peu en dehors du cadre de ce mémoire. C'est pour montrer encore une fois combien les symptômes gastriques peuvent induire le chirurgien en erreur. De plus, on voit par là que la laparatomie peut, dans quelques cas, avoir une influence heureuse. M. Richelot, dans un récent mémoire (oct. 1891) cite plusieurs observations de ce genre et insiste sur les effets curateurs, *par action trophique*, de la simple incision abdominale. (Voir la discussion de la Soc. de chir., oct. 1891).

Quoi qu'il en soit de ces faits exceptionnels, je crois pouvoir dire que la laparatomie exploratrice, pratiquée dès le début d'une affection de l'estomac, est une opération tout à fait innocente. Nous n'avons d'ailleurs pas le choix. Si l'on veut faire une résection de l'estomac utile, il faut la faire précoce. Et le seul moyen que nous ayons, dans la majorité des cas, de faire un diagnostic précoce, c'est de pratiquer la laparatomie exploratrice. Je pense avoir bien démontré que lorsque le cancer a déjà formé une volumineuse tumeur, qui adhère plus ou moins aux organes voisins et qui a infiltré plus ou moins les épiploons, la résection ne peut fournir que des résultats précaires et ne donne au chirurgien que l'illusion d'une cure radicale. Ce qui est nécessaire, je le répète, c'est le diagnostic précoce. Or, le seul moyen de faire un diagnostic précoce, c'est-à-dire de remplir la condition primordiale et nécessaire du succès thérapeu-

tique c'est de pratiquer de bonne heure la laparatomie exploratrice.

Je vais maintenant parler du deuxième terme énoncé au début
de ce chapitre; c'est-à-dire de l'opération large.

OPÉRATION LARGE.

Il est évident que le cancer de l'estomac ne doit pas faire
exception à la loi générale. La première condition à remplir,
quand on fait l'ablation d'une tumeur de mauvaise nature, c'est
de faire porter l'incision sur des tissus sains.

En d'autres termes il faut largement dépasser les régions en-
vahies par le mal. Mais quand c'est de l'estomac qu'il est question, jusqu'où peut-on étendre la résection et n'y a-t-il pas des
limites imposées par la physiologie?

En principe on peut répondre qu'il est possible de supprimer
l'estomac en totalité sans que mort s'ensuive. La digestion
intestinale supplée la digestion stomacale et les aliments sont
absorbés malgré l'absence du suc gastrique. L'expérimentation
sur les animaux a permis depuis longtemps d'élucider cette
question.

Déjà en 1878, F. F. Kaiser, à Stuttgart, a fait avec succès chez
les animaux des gastrectomies totales; plus récemment Kahler,
à Vienne, a enlevé la totalité de l'estomac sur des chiens, et « le
phénomène de la digestion a continué à se faire ».

Ne voit-on pas d'ailleurs, en clinique, des affections gastriques
dans lesquelles les fonctions physiologiques de l'organe sont
complètement supprimées, et qui pourtant permettent aux malades de digérer d'une manière relativement satisfaisante. Nous
avons cité précédemment l'opinion de M. Hayem, qui rapporte
des cas où la digestion intestinale a pu remplacer la fonction
de l'estomac, au point que la nutrition du malade n'en paraissait
pas altérée. La clinique, aussi bien que l'expérimentation sur les
animaux montre donc qu'on peut, à la rigueur, extirper l'estomac
tout entier.

Il n'est pas inutile d'entrer à ce sujet dans quelques détails;

car, *à priori*, on est surpris de penser que la digestion et la nutrition sont compatibles avec l'absence du suc gastrique. Je trouve dans un de nos livres classiques le passage suivant, qui justifie les développements contradictoires dans lesquels je veux entrer :

« Comme la vie paraît déjà peu compatible avec l'absence complète et durable de l'action de la salive, il est fort à craindre que les aliments non soumis de plus à l'action du suc gastrique puissent suffire à entretenir une vie même misérable. » (M. Le Fort, *loc. cit.*)

Dans la pratique, il est vrai, cette opération n'a été faite qu'une fois et le résultat a été désastreux, puisque le malade a succombé avant que les sutures ne soient terminées (Connor, de Cincinnati, obs. CXXXVI). Mais je dois dire que j'ai vu, dans le musée de Billroth à l'hôpital de Vienne, des pièces insufflées et séchées provenant des gastrectomies faites dans le service de clinique, et comprenant une telle étendue de l'organe qu'on pouvait considérer comme nulle, au point de vue physiologique, l'extrémité cardiaque suturée au duodénum. L'une de ces pièces, entre autres, préparée par Eiselsberg et provenant d'un de ses opérés personnels, m'a beaucoup frappé par son étendue : le malade avait, par malheur, succombé ; mais la cause de la mort ne pouvait être attribuée à la disparition de la digestion stomacale et à l'inanition : on voyait très nettement un point de la suture par où l'air insufflé dans l'estomac se faisait jour à l'extérieur. La mort était donc due à un de ces accidents mécaniques qui, par parenthèse, sont parmi les causes les plus fréquentes des insuccès opératoires. Dans bon nombre d'autres cas, suivis de guérison opératoire, on voit les malades, pendant quelque temps manger tous les aliments possibles ; on est même surpris de la facilité avec laquelle ils digèrent la viande peu de jours après l'opération, même quand on a extirpé plus des deux tiers de l'organe. Il faut donc savoir que les fonctions digestives ultérieures ne doivent en rien préoccuper le chirurgien au cours d'une gastrectomie : l'opérateur ne doit pas perdre de vue que la résection est inutile si elle n'est pas large. Il ne s'agit absolument que de savoir si la coaptation de l'extrémité cardiaque de l'estomac sera possible sinon facile avec le duodénum.

En d'autres termes l'étendue de la résection n'a aucune importance au point de vue physiologique : elle aggrave seulement l'intervention parce qu'elle nécessite un nombre considérable de sutures et surtout un tiraillement de ces sutures dû à la distance qui sépare les deux orifices à coapter. C'est en effet un des écueils de cette opération; sur 60 ou 80 sutures, il suffit qu'une seule soit défectueuse pour que le résultat soit absolument compromis. Cela donne une idée du soin et de la minutie dont il faut user.

En dehors de ces considérations, on ne doit pas se laisser aller à faire une opération parcimonieuse. Si l'on juge que des difficultés insurmontables s'opposent à l'ascension du duodénum et ne permettront pas de le rapprocher suffisamment du bout supérieur, une fois la résection faite, il faut s'abstenir et pratiquer une gastro-entérostomie ou une des opérations incomplètes dont nous avons parlé.

En résumé, pour avoir quelque chance d'être efficace, la résection du cancer de l'estomac doit être large. L'étendue de la surface gastrique enlevée n'a pas l'importance qu'on serait théoriquement tenté de lui attribuer au point de vue physiologique. Et le chirurgien ne doit être arrêté que lorsque mécaniquement il ne serait pas possible d'amener les deux surfaces de section au contact l'une de l'autre. En un mot, la résection *peut* être large, et, pour être utile, elle *doit* l'être.

Ajoutons que plus on aura rempli la condition primordiale, qui est de faire une intervention précoce, et plus il sera aisé de satisfaire à cette deuxième nécessité, qui est de dépasser la limite des tissus malades.

Si maintenant nous rapprochons les deux paragraphes précédents, nous voyons combien les indications de la résection gastrique doivent être restreintes. Nous allons, dans le chapitre qui suit, étudier comparativement les conditions dans lesquelles on peut pratiquer la gastro-entérostomie et les résultats qu'il faut attendre de cette opération.

CHAPITRE II

Avant de faire le parallèle entre les diverses interventions proposées contre le cancer de l'estomac, il est nécessaire de jeter un coup d'œil d'ensemble sur les observations de la Ire partie de ce mémoire. Il y a là des chiffres élevés, qui donnent à la statistique une importance spéciale. Cependant je dois dire que si, en thèse générale, je suis l'ennemi des statistiques médicales, c'est sur le sujet en question que ma répugnance se trouve tout à fait justifiée. On va d'ailleurs en juger.

A. — *Pylorectomie.*

Je réunis d'abord les observations de résection de l'estomac publiées en France et à l'étranger telles que je les ai consignées dans la première partie de ce mémoire, et j'arrive à un total général de 153. Pour plus de correction, je ne fais pas entrer en compte les quatre operations dans lesquelles la gastro-entérostomie a été faite immédiatement après la pylorectomie (opération de Billroth). Il me reste alors à calculer sur le total de 149. Sur ces 149 opérés 86 ont succombé moins de quatre jours après l'intervention. Et en faisant le pourcentage de la mortalité, je trouve le chiffre 57,71 p. 100.

Ce chiffre brut ne doit pas être retenu; il ne peut que fausser l'opinion et c'est ainsi de la plupart des statistiques.

Il a pourtant son importance. Dans la neuvième édition de son livre, M. Le Fort donne à la résection de l'estomac une mortalité de 80 p. 100, aussi n'est-on pas étonné de voir cet auteur conclure sévèrement :

« Je regarde la résection de l'estomac cancéreux comme une détestable opération que je repousse énergiquement. » (P. 385.)

C'est en comparant ce chiffre extraordinaire de 80 p. 100 avec celui de 57,71 p. 100 obtenu en additionnant la totalité des cas publiés jusqu'ici, que j'ai eu l'idée de décomposer la statistique par années et par groupes d'années. J'ai même divisé les faits encore davantage et j'ai cherché la mortalité opératoire dans la pratique particulière de quelques chirurgiens.

En France, nous trouvons six observations avec quatre morts rapides, soit 66,66 p. 100 de mortalité.

A l'étranger, en supprimant du total général de 149, les six observations françaises, nous gardons le chiffre de 143; et en retranchant de 86 les quatre cas de morts de ces six observations nous arrivons à 82 échecs sur 143 gastrectomies, soit 57,34 p. 100 de mortalité. Retenons d'abord ce premier résultat : la mortalité a été de près de 11 p. 100 plus élevée en France qu'à l'étranger. Nous reviendrons plus loin sur ce point, qui demande des commentaires.

Poussons plus avant notre étude : nous relevons dans notre statistique 21 observations publiées jusqu'en 1881, et sur ces 21 observations, 15 insuccès opératoires. Cela nous donne un chiffre de mortalité de 71,43 p. 100, pour cette première période.

Additionnons maintenant les faits postérieurs à 1887 et nous comptons 67 opérés dont 35 meurent des suites immédiates de l'intervention : ce qui, au pourcentage, nous donne une mortalité de 52,23 p. 100.

Ainsi voilà une opération qui donnait, il y a dix ans, une mortalité de 71,43 p. 100 et qui depuis deux ans ne tue plus que 52,23 malades sur cent.

Il ne s'agit pas ici d'une question d'antisepsie, car on peut bien dire qu'il y a dix ans, la pratique de l'antisepsie avait déjà atteint un notable degré de perfection, surtout à l'étranger; or cette statistique porte exclusivement sur des opérations exécutées hors de France.

On conçoit qu'il est illusoire de comparer des résultats opératoires, quand il s'agit de deux interventions dont l'une moderne n'a été faite que depuis l'ère de l'antisepsie, tandis que l'autre était seule mise en œuvre avant cette époque : c'est ainsi, par exemple, qu'il n'est pas légitime de comparer, dans le traitement des anévrysmes, l'extirpation de la tumeur avec la ligature à distance ; ou bien pour être logique faut-il s'astreindre à n'étudier la mortalité opératoire que sur les observations d'anévrysmes traités par la ligature depuis que cette ligature se fait antiseptiquement comme l'extirpation.

Mais dans le sujet qui nous occupe, rien de semblable. La statistique porte en totalité sur des interventions qui ne datent pas de la période préantiseptique. Il faut donc chercher ailleurs les causes de cet écart considérable dans ces deux chiffres de mortalité : 71,43 p. 100 pour la première période et 52,23 p. 100 pour la période actuelle ; ces deux périodes n'étant séparées que par un intervalle de sept ans.

C'est dans l'étude de la statistique personnelle de chaque chirurgien que nous avons trouvé la raison de cette différence. Nous avons pu nous rendre compte que chaque chirurgien fait, pour ainsi dire, un apprentissage manuel de la gastrectomie : les résultats de ses premières opérations sont mauvais, ils s'améliorent graduellement par la suite.

Le fait est frappant pour quelques-uns.

Kronlein, par exemple, a eu trois insuccès immédiats dans ses trois premières pylorectomies. Il a eu le courage de prendre le bistouri une quatrième fois et, trois fois de suite, il a obtenu un succès opératoire. Faut-il dire brutalement, en prenant ses six observations avec trois morts et trois guérisons, que la pylorectomie a donné 50 p. 100 de mortalité dans les mains de Kronlein. Ce serait, il me semble, absurde. Ce qu'il convient de conclure et de mettre en lumière, c'est que la pylorectomie est une opération délicate pour laquelle l'expérience acquise par le fait des résections pratiquées antérieurement sur l'homme et même sur les animaux vivants, ou sur le cadavre, est d'une importance capitale.

En examinant les observations du service de Billroth, de 1880 à 1885, c'est-à-dire dans une période d'années où notre statistique générale totale donne une mortalité de près de 70 p. 100, on constate que sur quinze résections de l'estomac, pour cancer, il faut noter sept guérisons opératoires. Cela donne le chiffre remarquablement faible de 53 morts sur 100 opérés. N'est-on pas frappé de cet écart de près de 20 p. 100? Et peut-on invoquer tout simplement une heureuse série pour l'expliquer? Il est bien plus logique de rapprocher ce fait de ce que nous disions de la statistique de Kronlein, et d'en conclure qu'il s'agit là d'une opération qui ne s'improvise pas, et qu'on ne peut pratiquer avec chances sérieuses de succès qu'après l'avoir répétée souvent sinon sur le vivant, au moins sur le cadavre ou sur les animaux.

La pratique de Czerny est encore plus remarquable : il est vrai que, portant sur un nombre moins considérable de faits, elle n'est pas aussi décisive au point de vue statistique. De 1881 à 1889, ce chirurgien a fait huit résections du pylore pour cancer, il n'a eu que trois morts, ce qui donne une léthalité de 37,50 p. 100. C'est un chiffre extraordinairement faible. On peut en induire aisément que la statistique de certains chirurgiens est extrêmement chargée, ce qui fait monter d'autant le chiffre moyen du pourcentage.

Celle de quelques rares chirurgiens est exactement dans la moyenne générale. Ainsi par exemple, Lauenstein, qui compte neuf opérations, a vu cinq de ses malades succomber dans les premiers jours, ce qui fait une mortalité de 55,55 p. 100.

Nos pylorectomies françaises donnent lieu aux mêmes considérations. Nous en comptons six avec quatre morts. Or, les deux seules guérisons de ces six observations sont dues à M. Péan et sont les dernières en date dans la pratique de ce chirurgien (1888 et 1889, p. 53 et suivantes). Sur les quatre résections faites par M. Péan, les deux premières (1879 et janvier 1888) sont des insuccès; les deux autres sont suivies de guérison. En lisant attentivement la relation donnée par l'auteur, on peut s'assurer que les opérés qui ont guéri n'étaient pas des sujets plus favorables que ceux qui ont succombé.

Je suis convaincu, je le répète, qu'il y a là une question de dextérité opératoire spéciale qui s'acquiert par la pratique.

Les deux autres cas de mort qui viennent noircir notre statistique française appartiennent à M. Fort et à M. Reynier, qui n'ont fait cette opération qu'une seule fois. Il est probable que dans les pylorectomies qu'ils pratiqueront maintenant, les malades bénéficieront de leur expérience acquise.

En étudiant chronologiquement, comme je viens de le faire pour Billroth, Kronlein, Péan, les observations des différents chirurgiens cités dans la première partie de ce mémoire, on pourra se convaincre de la réalité de ce que j'avance. Pour bien montrer combien la statistique générale est faussée par ce seul fait qu'elle est la résultante de la statistique personnelle des chirurgiens en particulier, je citerai encore les malades traités par Angerer (de Munich). Cet auteur a eu cinq morts rapides sur six opérations (1889, n° 29, p. 57 *Centralbl. f. chir.*), ce qui lui donne la mortalité formidable de 83,33 p. 100. C'est une véritable série noire qui augmente singulièrement le chiffre de la mortalité dans notre statistique intégrale.

Une autre cause vient encore forcer le chiffre de la mortalité opératoire dans la pylorectomie; dans quelques cas, en effet, l'intervention est pour ainsi dire irraisonnée : le chirurgien se laisse aller à pratiquer la résection, une fois la laparatomie faite, bien que tout semble la contre-indiquer : la mort survient presque à coup sûr, et dans la statistique générale, la colonne de la mortalité s'élève d'un degré.

L'opération de Fischer (de Breslau) (voy. page 27) doit-elle en bonne justice entrer en ligne de compte? Le cancer occupait toute la paroi antérieure de l'estomac. Il adhérait à une énorme tumeur de l'ombilic englobant le côlon perforé. Le foie était envahi. On est stupéfait de voir un chirurgien faire une gastrectomie dans des conditions semblables, réséquer la fistule côlique, fixer les deux bouts du colon dans la plaie abdominale, emboîter le duodénum dans un cylindre formé par la paroi postérieure de l'estomac repliée sur elle-même.

Pour être logique, il faudrait écarter toutes les interventions de ce genre et ne s'occuper que de celles qui ont été faites lorsque les indications étaient formelles. Je ne suis pas seul à être frappé de ce fait. Mon maître M. Schwartz, dans un de ses voyages, a assisté à une opération sur l'estomac faite à Vienne par Albert.

La tumeur semblait opérable : Albert fit une incision transversale et s'aperçut, à l'exploration directe, que la tumeur adhérait à la tête du pancréas. Il fut sur le point de refermer l'abdomen. Il se décida pourtant à aboucher le duodénum sectionné dans l'angle inférieur de la plaie, tandis que l'estomac fut transfixé par une broche, étreint par un lien au-dessus de la tumeur, et fixé dans l'angle supérieur de la plaie abdominale. Je n'ai pas besoin de dire quel fut le résultat opératoire de semblables manœuvres. (*Communication orale.*)

En somme, est-il juste de noircir ainsi la statistique par des faits de ce genre qui sont plus nombreux qu'on ne croirait ? Cela démontre bien l'inanité des chiffres bruts et cela légitime les distinctions que nous avons établies.

De toute cette discussion, nous pouvons tirer quelques conclusions intéressantes.

D'abord c'est que la mortalité considérable (de plus de 50 p. 100) donnée par la statistique intégrale, n'a aucune signification sérieuse pour l'appréciation de la pylorectomie en général.

En second lieu, c'est qu'il est de première utilité, pour ne pas dire de nécessité, de ne jamais entreprendre cette opération toujours délicate, avant de l'avoir pratiquée le plus souvent possible sur les animaux vivants et à l'amphithéâtre.

. — *Gastro-entérostomie.*

Je ne veux pas répéter, à propos de cette opération, tout ce que je viens de dire dans le paragraphe précédent au sujet de la pylorectomie. Quelques mots suffiront pour montrer que les mêmes considérations sont applicables aux deux interventions, au point de vue de leur gravité opératoire. Au début, on trouvait onze morts sur dix-sept gastro-entérostomies, soit une mortalité de 64, 70 p. 100. Les auteurs classiques pouvaient donc enseigner avec raison que « la gastro-entérostomie est presque aussi dangereuse que la résection stomacale » (Le Fort, p. 386, 9° édit.).

Kramer, dans une revue de 1885, cite dix morts sur seize opérés ce qui donne encore 62,50 p. 100 de mortalité. Mais, dès 1887, on voit paraître des statistiques personnelles dans lesquelles on laisse de côté les mémoires généraux pour ne s'occuper que de la pratique d'un chirurgien en particulier. La plupart n'étaient pas encourageantes il faut bien le dire; ainsi Billroth avait deux succès sur six opérations, ou 66,66 p. 100 de mortalité; Rydygier obtenait trois succès sur quatre, ou 25 p. 100 de mortalité. Hahn, von Hacker, Socin publiaient des faits presque isolés. (Je fais remarquer en passant que, sur quatre opérés, le malade perdu par Rydygier est son premier opéré : les trois suivants avaient guéri.)

L'important mémoire de Rockwitz apporta enfin une statistique qui devait forcer l'attention. Il s'agissait de la pratique de Lücke, à la clinique de Strasbourg. Sur huit opérés de gastro-entérostomie, Lücke n'a perdu qu'un malade au bout de quatorze jours, par suite d'inanition et de pneumonie terminale. Peu importe de savoir si ces résultats remarquables étaient dus aux perfectionnements apportés par Lücke à la technique de l'opération de Wölfler; ce qu'il faut retenir, c'est que cette intervention, à la clinique de Strasbourg, était devenue une opération absolument innocente et n'avait dans aucun cas été suivi de phénomènes de shock ou de péritonite.

Ces faits ne sont pas restés isolés : Lauenstein, par exemple, n'a eu que deux insuccès sur neuf opérations. Il est vrai que certaines statistiques sont particulièrement fâcheuses : celle d'Angerer (de Munich) compte cinq morts très rapides pour six gastro-entérostomies (*Centrabl. f. Chirurgie,* 1889 n° 29, p. 57). C'est tout juste la même proportion que pour sa pratique de la gastrectomie : 83,33 p. 100.

Czerny a été un peu plus heureux : depuis 1885, il a fait onze gastro-entérostomies, cinq fois par le procédé de Wölfler, et six fois par celui de von Hacker. Il a eu sept morts, soit 63,63 p. 100.

Eiselsberg a décomposé la statistique des gastro-entérostomies de la clinique de Billroth. Sur dix-neuf opérés, il compte onze morts, ou 57,89 p. 100. Sur ces dix-neuf opérations, huit ont été faites par le procédé de Wölfler et ont donné cinq morts rapides ; onze ont été pratiquées par le procédé de von Hacker avec six insuccès. La proportion est donc de 62,50 p. 100 pour l'opération de Wölfler et de 54,54 p. 100 pour celle de von Hacker, soit une différence de près de 8 p. 100 en faveur de cette dernière.

Si maintenant, brutalement, nous prenons une moyenne générale entre les résultats de la clinique de Vienne (un peu plus de 50 p. 100 de mortalité) et ceux de la clinique de Strasbourg (12,50 p. 100) nous arrivons au chiffre général de 31,50 p. 100.

Mais je répéterai ici, en terminant, ce que j'ai dit plus haut de la pylorectomie. Les statistiques doivent être interprétées judicieusement. Et on peut considérer la gastro-entérostomie comme absolument innocente, malgré les apparences contradictoires. Si le total général donne un pourcentage de mortalité au-dessus de ce qu'il devrait être, c'est que certaines conditions sont indispensables pour mener à bien l'opération.

En première ligne, une dextérité manuelle spéciale qui ne peut s'acquérir que par l'habitude. Tout chirurgien qui prendra le bistouri sans avoir, au préalable, répété souvent l'opération à l'amphithéâtre ou sur des animaux vivants, s'exposera à charger la statistique.

C. — *Parallèle.*

Nous avons, dans les pages qui précèdent, tous les éléments qui doivent nous permettre de conclure et de poser les indications de la gastrectomie et de la gastro-entérostomie.

Je ne crains pas de dire bien haut qu'à l'étranger les chirurgiens font infiniment trop de pylorectomies. C'est la première impression qui doit frapper à la lecture de nos observations. Le sens clinique français a eu raison de ne pas céder à l'emballement des chirurgiens allemands, pour employer une expression un peu familière. Chose bizarre, dans une discussion qui date de 1882 (XIe congrès de la Société allemande de chirurgie, 17 juillet 1882), Billroth s'étonnait du nombre de résections du pylore pratiquée depuis deux ans. « D'après mon expérience personnelle, disait-il, *très peu* de cas sont propres à cette opération. » On sait pourtant que dans la suite son opinion a bien changé à ce sujet. Je crois ne pas exagérer en avançant que c'est dans son service de clinique, à Vienne, qu'on a fait jusqu'ici le plus de résections de l'estomac. Ses assistants ont rivalisé de zèle et d'entrain depuis Wölfler jusqu'à Salzer et Eiselsberg, qui est encore en fonctions. Billroth aime à répéter à ce propos la devise de son maître Langenbeck : *Nunquam retrorsum*. Mais il s'agit de savoir si c'est véritablement « marcher en avant » que de pratiquer la pylorectomie toutes les fois qu'elle est possible. Pour moi, je n'hésite pas à affirmer que les indications de cette opération sont extrêmement restreintes.

La majorité des cancers de l'estomac tue par infection de l'organisme et cachexie progressive, sans jamais amener d'obstruction du pylore. Tous ou presque tous les néoplasmes qui siègent sur une des parois de l'estomac ne s'accompagnent pas de sténose pylorique, et la voie gastro-duodénale reste suffisamment libre pour que les accidents d'inanition ne surviennent pas. Si on pouvait espérer, par l'ablation du segment ulcéré, obtenir une guérison radicale, il est clair qu'on devrait opérer toujours, quelle que soit la gravité de l'intervention. Mais bien au contraire, si l'on peut avoir une certitude absolue en chirurgie, c'est assurément dans ces cas-là où la récidive est obligée, à une échéance plus ou moins éloignée. On peut donc ériger en règle absolue que la résection du néoplasme ne doit s'adresser qu'à la sténose cancéreuse du pylore.

En d'autres termes, toutes les fois que le cancer de l'estomac ne s'accompagne pas d'obstruction et par conséquent d'inanition forcée, il ne saurait être question d'intervention chirurgicale. La pylorectomie ne s'adresse pas au cancer, — qui est jusqu'à nouvel ordre et demeure incurable, — mais à un symptôme, ou plutôt à une complication du cancer de l'estomac, à l'obstruction pylorique. Tout néoplasme de mauvaise nature qui ne s'oppose pas au libre cours des matières alimentaires doit être abandonné au traitement médical ; un chirurgien sage et avisé ne doit pas y toucher.

Cette règle générale restreint déjà notablement les indications opératoires dans le cancer de l'estomac, puisque, nous l'avons déjà dit, dans la plupart des cas, le cancer évolue jusqu'à la cachexie et l'infection générale terminales, sans amener de sténose pylorique. Cela revient à dire que la chirurgie n'a rien à tenter dans la majorité des cancers de l'estomac.

J'ai déjà répondu à l'objection qui consiste à comparer le cancer de l'estomac aux cancers découverts, cancer du sein, de la langue, du rectum, etc. Je n'y reviendrai pas longuement ; dans ces cas-là on peut espérer, en opérant dès le début du mal, que l'infection ganglionnaire et la généralisation ne sont pas encore réalisées. Dans le cancer de l'estomac, ainsi que le professeur Hühle l'a fait remarquer avec insistance, ce qui rend la résection « toujours insuffisante », c'est l'envahissement rapide de la chaîne ganglionnaire prévertébrale.

On peut formuler en règle générale, qu'à moins de faire une laparatomie dès l'apparition des premiers symptômes gastriques, on ne peut porter un diagnostic ferme qu'à une période du mal où les ganglions sont invariablement envahis. Les opérations dans lesquelles on note l'absence de dégénérescence ganglionnaire concomitante sont absolument exceptionnelles ; aussi peut-on presque affirmer que les ganglions pris ont passé inaperçus dans ces cas-là. C'est ce qui donne à la thérapeutique chirurgicale du cancer de l'estomac une physionomie toute spéciale : et c'est une des raisons qui lui assignent une place à part dans l'étude de la cure opératoire des cancers en général.

En réalité, tous les efforts tentés pour la guérison radicale du cancer de l'estomac ont été dirigés jusqu'ici dans une voie sans issue. Les récents travaux d'Adamkiewicz (de Cracovie) semblent ouvrir un nouvel horizon. On sait que cet auteur injecte sous la peau un liquide qu'il appelle, la cancroïne ; les carcinomes réagiraient alors, comme les plaques de lupus à la suite des injections hypodermiques de la tuberculine de Koch ; ils se nécroseraient et s'élimineraient spontanément après avoir été le siège de rougeur et de gonflement considérables. Malheureusement, Adamkiewicz a sacrifié à des mœurs médicales inconnues chez nous, et n'a pas livré le secret de la nature de cette fameuse cancroïne. Ses premiers succès ont été obtenus sur des cancroïdes des lèvres, mais dans une nouvelle communication à l'Académie des sciences de Vienne (octobre 1891), il cite un cas de guérison de cancer de l'estomac, à la suite de faits concernant des cancers du sein, de la langue, de l'œsophage et du larynx. C'est à ce titre que cette observation doit prendre place dans ce mémoire.

Son malade atteint de cancer de l'estomac, avait cinquante-neuf ans et souffrait depuis quatre ans. La région épigastrique était très douloureuse et l'on percevait une tumeur au niveau du rebord costal gauche ; on trouvait des ganglions engorgés dans les fosses sus-claviculaires. Le malade, qui avait eu des hématémèses, était très cachectique ; il était jaune et d'une maigreur extrême : il avait enfin de l'œdème des deux jambes. Adamkiewicz commence ses injections de cancroïne le 27 avril 1891. Deux jours après, les ganglions sus-claviculaires ont disparu, ainsi que l'œdème des membres inférieurs. L'appétit revient les jours suivants : les douleurs cessent et six semaines après le malade a augmenté de 4 kilos. Le 16 juin, c'est-à-dire moins de deux mois après le début du traitement, Adamkiewicz le regarde comme guéri.

Un fait pareil, si invraisemblable soit-il, autoriserait les plus grandes espérances, si nous n'avions pas présent à la mémoire, le triste précédent de la tuberculine de Koch, mais sans nous abandonner à un enthousiasme que les allures mystérieuses de l'auteur refroidissent singulièrement, nous pouvons dire que c'est dans cette voie qu'il faut diriger ses efforts pour la cure du cancer de l'estomac.

Quant aux grandes entreprises chirurgicales telles que la résection, il serait décevant de compter sur leur efficacité définitive : non pas qu'elles soient trop hardies ou trop difficiles d'exécution, mais parce qu'elles ne guérissent pas et ne peuvent pas guérir *le cancéreux*.

Qu'on fasse toutes les opérations les plus audacieuses et même les plus téméraires, quand il s'agit de kystes de l'ovaire, de tumeurs fibreuses utérines, etc... rien de plus justifié : on n'a pas ou à peu près pas de récidive à craindre, et l'avenir du malade vous apparaît comme un encouragement. Mais après une résection de l'estomac que pouvez-vous prévoir de favorable pour votre opéré?

Est-ce à dire que la pylorectomie et la gastro-entérostomie n'ont jamais aucune valeur?

On a assurément obtenu des succès retentissants. On cite quelques opérés qui ont survécu deux ans, quatre ans, cinq ans, peut-être même davantage (Billroth, Angerer, etc.). En général, dans les observations considérées comme très favorables, on donne le terme de deux ans comme extrême limite. Les survies au delà de cette période sont tellement exceptionnelles que le chirurgien en vient à douter de la réalité de son diagnostic, quand elles se présentent. (Voy. le chapitre précédent.)·

Chez deux de ses réséqués, Billroth dut faire une gastro-entérostomie huit et dix mois après la première opération, et la mort survint quatre et douze mois plus tard.

Enfin quelques chirurgiens, parmi lesquels je citerai Kœnig à cause de l'autorité qui s'attache à son nom, renoncent d'emblée à la résection, pour peu qu'ils trouvent les ganglions envahis par le néoplasme. Kœnig est arrivé à cette pratique à la suite d'une série de déboires. « Lorsque les ganglions sont pris, dit-il, la résection ne donne que de mauvais résultats. »

D'autres auteurs font, de parti pris, la gastro-entérostomie dans tous les cas. Pour prendre un exemple topique je rappellerai que Tuholske (obs. XXIII), en 1890, c'est-à-dire à une époque où la chirurgie n'est plus, relativement à ces opérations, dans une ère de tâtonnements et d'expérimentations, Tuholske a fait une gastro-entérostomie, dans un cas où la pylorectomie était non seulement possible, mais même facile ; la tumeur était petite (volume d'une voix) et très mobile.

Il y a là une exagération dans laquelle il faut se garder de tomber. Il ne faut pas croire, en effet, que les résultats de la gastro-entérostomie soient toujours encourageants. En admettant que les suites immédiates soient favorables, c'est-à-dire, que l'orifice gastro-intestinal fonctionne bien et que le cours des matières soit parfaitement libre, on voit survenir il est vrai, une période remarquable de bien-être. L'opéré ne souffre plus et la marche du mal semble enrayée : cela tient surtout à ce que la tumeur et l'ulcération ne sont plus irritées par le contact et le passage des aliments. Il en est ici de même que dans le cancer du rectum. Les jours qui suivent l'établissement d'un anus contre nature dans la fosse iliaque gauche, par exemple, les douleurs cessent complètement et il y a un temps d'arrêt dans l'évolution du néoplasme. Les phénomènes douloureux dans les deux cas sont dus à l'obstruction et non au cancer lui-même, car les néoplasmes sont rarement douloureux par eux-mêmes, ainsi que M. Verneuil le fait si souvent remarquer dans son enseignement. En créant dans l'estomac une voie de dérivation pour les aliments, on supprime l'obstruction mécanique du pylore et les douleurs disparaissent aussitôt. Suppression des phénomènes douloureux et arrêt momentané de la marche du mal, tels sont les deux avantages immédiats dont l'opéré bénéficie.

Quand on a pratiqué la résection avec succès, les choses se passent exactement de même ; l'opéré ne souffre plus et se nourrit facilement. Mais combien de temps cela peut-il durer? Nous avons dit deux ans dans les cas les plus favorables de pylorectomie, mais, dans l'immense majorité des observations, la mort est survenue beaucoup plus tôt et souvent avec les mêmes phénomènes d'obstruction et de douleur qui avaient nécessité l'intervention.

Après la gastro-entérostomie, la marche du mal reprend son cours, au bout de quatre mois en moyenne, mais la mort ne survient guère qu'après un an. M. Monod, dans son rapport à la Société de chirurgie, donnait comme moyenne de survie après la gastro-entérostomie trois mois à un an. Des études nouvelles permettent de dire que quelques opérés n'ont succombé qu'après dix-neuf mois (stastistique de Novaro). Mais ce qu'il faut surtout faire ressortir, c'est que la mort survient par cachexie progressive; elle n'est pas précédée des atroces douleurs de l'obstruction pylorique et des terribles angoisses de l'inanition. C'est là une considération capitale, puisqu'il est question d'une opération purement palliative.

Dans un parallèle entre la résection de l'estomac et l'opération de Wölfler, il faut se rappeler, en ne tenant aucun compte des rares cas de survie de plusieurs années après la première opération, qu'il ne saurait être question que d'une intervention palliative. J'ai démontré que la gastrectomie est invariablement suivie de récidive, et le plus souvent à bref délai, de telle sorte que l'opéré se trouve bientôt dans les conditions d'un malade qui a subi la gastro-entérostomie. Il y a toutefois cette différence que le néoplasme peut récidiver au niveau de la ligne de suture et provoquer par obstruction les mêmes accidents de douleurs et d'inanition que ceux pour lesquels on est intervenu une première fois. C'est ce qui explique comment on est tenté, après une pylorectomie, de faire ultérieurement une opération de Wölfler.

Rien de semblable à redouter avec cette dernière, faite d'emblée. Les malades demeurent dans un état de bien-être remarquable. « Ils se trouvent dans le paradis », comme ils disent. Et cela, je le répète, parce qu'on a supprimé par l'anastomose gastro-intestinale, les douleurs de l'obstruction et de l'inanition.

Il y a donc, entre les deux interventions, une différence importante au point de vue de l'état ultérieur du malade. Or, ne doit-on pas, de préférence, se prononcer d'emblée pour celle qui doit rendre à l'opéré le calme, le sommeil et la paix, sans qu'on ait à redouter de voir reparaître ces accidents douloureux contre lesquels elle était dirigée? C'est ainsi, selon moi, que la question doit être posée. A moins de cas tout à fait exceptionnels, dans lesquels le diagnostic a été posé de très bonne heure, quand le sujet est jeune, encore résistant, sans grande apparence de cachexie, quand la tumeur est mobile et point trop volumineuse, sans grand retentissement ganglionnaire, lorsqu'enfin, bien entendu, il n'y a pas trace de cancer dans les viscères voisins, sur le péritoine et les épiploons, à moins, dis-je, que toutes ces conditions ne soient réunies, c'est à la gastro-entérostomie qu'il faut donner la préférence. Et si on réserve à la pylorectomie les seuls malades répondant aux indications qui précèdent, on en restreindra singulièrement le nombre. C'est pourtant, d'après ce qui ressort de l'examen des faits, la seule conduite sage et logique. Les chances de survie prolongée de plusieurs années après la résection sont pour ainsi dire proportionnées au degré de précocité de l'intervention, car ce n'est qu'au début du mal que ces conditions peuvent se remontrer. Et pour que la pylorectomie devienne l'opération de choix, il faudrait pouvoir prendre le bistouri dès l'apparition des premiers symptômes d'obstruction. Malheureusement, ces derniers ne se montrent qu'à une période déjà avancée de l'évolution du mal et souvent ne surviennent pas du tout. Dans ces deux alternatives, c'est-à-dire s'ils n'existent pas ou s'ils apparaissent tardivement, il n'y a pas lieu de faire la gastrectomie qui ne saurait donner que des résultats palliatifs moins complets et moins sûrs que l'anastomose gastro-intestinale.

En somme, on peut prendre la question sous toutes ses faces, on arrive toujours à cette conclusion, que c'est la gastro-entérostomie qui doit être l'opération commune. La résection doit être réservée à des indications nettes et précises, telles que la mobilité de la tumeur, son petit volume, l'absence d'envahissement ganglionnaire et viscéral. Mais ces conditions sont si rarement réunies qu'elle devient, dans la pratique, une intervention absolument exceptionnelle.

Quant aux indications de l'anastomose gastro-intestinale, elles ne saurait être détaillées. On doit faire l'opération de Wölfler toutes les fois que la pylorectomie « facile » n'est pas possible, c'est-à-dire, presque dans tous les cas justiciables de la chirurgie. J'entends par là qu'il est de première nécessité d'avoir l'assentiment du malade et même d'être sollicité par lui. Pour cela, l'autorité du médecin ne suffit pas toujours. Il faut encore que les souffrances du malade soient vives et presque intolérables, ce qui est d'ailleurs la règle, lorsque les phénomènes d'obstruction pylorique se présentent.

A ce point de vue il y a une différence capitale entre ce qui se passe en France et en Allemagne. Il semble qu'une sorte d'esprit militaire règne sur toute la population civile en Allemagne. Les malades acceptent sans discussion et pour ainsi dire passivement ce que le médecin décide. On se croirait dans un de nos hôpitaux militaires, quand le major a parlé. Chez nous, au contraire, il faut y mettre de la persévérance, et donner des explications. Le malade veut se rendre compte; « il veut qu'on lui explique ». Il est vrai qu'à une certaine période du mal, les douleurs deviennent si intolérables, et les angoisses de la faim si terribles que les malheureux demandent en grâce une intervention, quelque grave qu'elle puisse être. Ils arrivent même à forcer la main du chirurgien et à le menacer positivement de se suicider s'il refuse de prendre le bistouri. C'est même dans ces conditions que la plupart des opérations faites en France, ont été décidées. (Voir les obs. de Péan, etc.)

Eh bien, je dois le déclarer ici, on ne doit en aucune façon se laisser influencer par ces menaces. Que le malade se suicide, c'est son affaire; le chirurgien n'a pas, par ce seul fait, le devoir de faire une opération irraisonnée, qui n'aura aucune chance de succès. En tous cas, quand on prend le bistouri à cette période du mal, il n'y a pas l'ombre d'un doute à cet égard, ce n'est pas la gastrectomie qu'il faut faire, mais la gastro-entérostomie.

Quand le malade force la main du chirurgien et demande impérieusement une opération, on peut être sûr qu'il n'est plus temps de faire utilement une résection de l'estomac. Dans la chirurgie de cet organe il ne faut pas attendre que le malade demande : il faut lui imposer sa volonté. Quand il parle d'opération, il est toujours trop tard : le médecin doit, bien avant que l'affection ait évolué jusque-là, conduire son malade à un chirurgien. Une incision exploratrice décidera et permettra de choisir l'intervention en connaissance de cause.

C'est en se conformant à ces règles formelles, qu'on arrivera à multiplier les observations de pylorectomie *utiles*. Mais, jusqu'à nouvel ordre, c'est la gastro-entérostomie qui doit garder la prééminence.

Pour tout ce qui a trait à la technique de ces opérations, je renvoie à un mémoire de M. Jonnesco, publié dans la *Gazette des hôpitaux (loc. cit)*. On y trouvera notés avec le plus grand soin tous les détails relatifs à l'incision, au mode des sutures, aux différents fils à employer, etc... Je rappellerai seulement que, maintenant, on n'emploie plus guère que l'incision sur la ligne blanche et les sutures fines à la soie. Antisepsie préalable de la cavité gastrique. Se garder avec soin de faire prendre au malade du champagne ou toute autre boisson gazeuse après l'opération : les gaz, en distendant l'estomac, peuvent faire céder un point de suture : et c'est la désunion partielle de la suture qui est la cause la plus ordinaire des insuccès opératoires. Enfin, faire très soigneusement les sutures très rapprochées les unes des autres, et pour cela, opérer autant que possible en dehors de la cavité abdominale, pour y voir clair.

Je ne mettrai pas ici en parallèle avec la pylorectomie et la gastro-entérostomie les opérations diverses dont j'ai parlé dans la première partie de ce mémoire (voir p. 38 et suivantes). Ces opérations de Czerny, de Kahn, de Bernays, de Billroth, de Daniel Mollière, ne sont pas des opérations réglées et sont des exceptions. Il est bon de les connaître à l'occasion, mais l'emploi d'aucune d'elles ne peut se généraliser. Il est donc inutile d'en parler davantage ici.

CHAPITRE III

I. — Il n'existe pas d'opération qui amène la guérison du cancer de l'estomac. (Les injections sous-cutanées de la cancroïne d'Adamkiewicz ne peuvent encore donner que des espérances.)

II. — On doit abandonner au traitement médical tous les cancers qui ne s'accompagnent pas de phénomènes douloureux, de sténose pylorique, et d'inanition progressive.

III. — On ne peut songer à faire utilement l'ablation du néoplasme que si la tumeur est mobile, petite et unique, ce qui rend l'opération relativement facile, innocente et efficace.

IV. — Ces conditions ne se présentent que dans une période rapprochée du début des accidents gastriques. Il est donc urgent de faire un diagnostic aussi précoce que possible.

V. — Tous les moyens seront mis en œuvre pour arriver à ce diagnostic précoce : analyse du suc gastrique, gastroscopie au miroir, insufflation de l'air dans l'estomac, ingestion de poudres effervescentes, etc.

VI. — Un seul procédé est vraiment chirurgical : c'est la laparotomie exploratrice qui est absolument innocente et peut seule donner les renseignements nécessaires en toute sûreté, au point de vue du choix de l'intervention.

VII. — Tant que les médecins n'amèneront pas leurs malades de bonne heure aux chirurgiens pour les soumettre à cet examen, on ne pourra opérer que des tumeurs avancées dans leur évolution, adhérentes au pancréas, au côlon, etc., avec des engorgements ganglionnaires, etc.

VIII. — Dans ces conditions là, ce n'est pas à la gastrectomie qu'il faut recourir, mais à la gastro-entérostomie, d'emblée.

IX. — Cette opération de Wölfler donne une survie moyenne moins prolongée que la résection, mais les résultats palliatifs en sont plus complets ; la mort vient progressivement sans qu'il y ait récidive des phénomènes d'obstruction, de douleur et d'inanition.

X. — Les symptômes contre lesquels est dirigée la résection, reparaissent dans la majorité des cas de pylorectomie, au bout d'un certain laps de temps, au point qu'on est parfois obligé de recourir ultérieurement à l'opération de Wölfler.

XI. — La pylorectomie est une opération d'exception. L'anastomose gastro-intestinale doit être l'opération commune.

XII. — Les statistiques sont illusoires pour apprécier la mortalité opératoire de ces interventions. Ce sont des opérations difficiles et qu'on n'improvise pas. Presque tous les chirurgiens ont eu au début des insuccès, et leurs résultats s'améliorent d'année en année. Cela montre qu'il y a une éducation manuelle à faire avant d'intervenir.

XIII. — On ne devra donc jamais prendre le bistouri sans avoir un bon nombre de fois répété ces opérations sur le cadavre à l'amphithéâtre, ou sur des chiens vivants au laboratoire. Cela seul peut donner la dextérité manuelle nécessaire.

XIV. — La mortalité oscille autour de 50 p. 100 pour la statistique générale des deux opérations, après avoir été au début dé 75 à 80 p. 100, mais, en additionnant tous les cas connus, on aura toujours pour noircir, plus que de raison, la statistique, les échecs inévitables du début.

XIV. — La mortalité opératoire doit pouvoir être considérée comme à peu près nulle.

XV. — Les résultats palliatifs de la gastro-entérostomie sont remarquables et les dangers immédiats que cette opération fait courir au malade ne sont pas hors de proportion avec le bénéfice qu'il en retire.

XVI. Dans l'état actuel des mœurs chirurgicales, c'est la gastro-entérostomie d'emblée qui est l'opération de choix, à peu près dans tous les cas, à l'exclusion de la résection; celle-ci doit être réservée aux malades chez qui, par exception, on aura pu, de bonne heure, faire une laparatomie exploratrice et un diagnostic précoce.

FIN

TABLE DES MATIÈRES

CHAPITRE II

CHAPITRE III

TROISIÈME PARTIE

CHAPITRE I

CHAPITRE II

CHAPITRE III

FIN DE LA TABLE DES MATIÈRES.

161-91. — Corbeil. Imprimerie Crété.

TRAITÉ

D'ANATOMIE TOPOGRAPHIQUE

AVEC

APPLICATIONS A LA CHIRURGIE

PAR

P. TILLAUX

Professeur de médecine opératoire à la Faculté de médecine de Paris
Membre de l'Académie de médecine
Chirurgien de l'Hôtel-Dieu.

SIXIÈME ÉDITION

1 vol. gr. in-8 avec 310 figures (dont 40 nouvelles) en noir et en couleur, cartonné à l'anglaise. Prix.................. **26** fr.

TRAITÉ

DE CHIRURGIE CLINIQUE

PAR

P. TILLAUX

Professeur de médecine opératoire à la Faculté de médecine
Membre de l'Académie de médecine
Chirurgien de l'Hôtel-Dieu.

DEUXIÈME ÉDITION

2 vol. gr. in-8 avec 180 fig. intercalées dans le texte. Prix.. **24** fr.